Wiederaufbauen Und Gedeihen

Bd. 1

STUHL-WORKOUTS

UM DIE HALTUNG ZU VERBESSERN, DIE UNABHÄNGIGKEIT ZU ERHÖHEN UND GEWICHT ZU VERLIEREN

Für Senioren Über 70

DR. HAMRICK NELSON

Haftungsausschluss

Die in diesem Buch vorgestellten Übungen und Informationen sollen die Gesundheit, Mobilität und das Wohlbefinden insbesondere von Senioren fördern. Es ist jedoch wichtig zu bedenken, dass jeder Körper anders ist und dass das, was für den einen gut funktioniert, für den anderen möglicherweise nicht geeignet ist. Bevor Sie mit einem neuen Trainingsprogramm beginnen, insbesondere wenn Sie unter Vorerkrankungen oder Bedenken leiden, konsultieren Sie bitte Ihren Arzt oder Gesundheitsdienstleister, um sicherzustellen, dass diese Routinen für Sie sicher sind.

Obwohl alle Anstrengungen unternommen wurden, um sicherzustellen, dass die Übungen einfach durchzuführen und sicher sind, haben Ihre Gesundheit und Sicherheit für uns oberste Priorität. Es ist wichtig, auf Ihren Körper zu hören. Wenn Sie bei einer Übung Beschwerden oder Schmerzen verspüren, hören Sie sofort auf und suchen Sie Rat bei einem Arzt. Dieses Buch soll ein hilfreicher Ratgeber sein, sollte jedoch keine professionelle medizinische Beratung ersetzen.

Dr. Hamrick Nelson und das Team legen Wert auf Ihr Wohlbefinden und ermutigen Sie, diese Übungen mit Sorgfalt, Geduld und einem Verständnis für die Bedürfnisse Ihres Körpers anzugehen. Das Ziel besteht darin, Ihnen dabei zu helfen, ein gesünderes, aktiveres Leben zu führen, Schritt für Schritt – oder Stuhlübung –.

Inhaltsverzeichnis

ÜBER DEN AUTOR

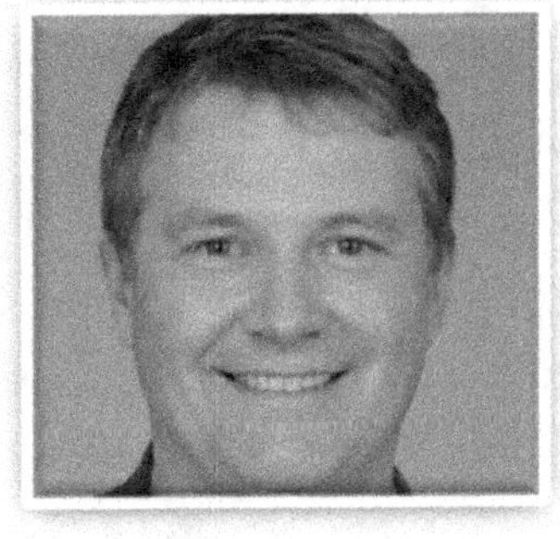

Dr. Hamrick Nelson ist ein führende Stimme im Bereich Fitness und Wellness, mit einer tiefen Leidenschaft dafür, Menschen jeden Alters dabei zu helfen, ein gesünderes und aktiveres Leben zu führen. Mit über zwei Jahrzehnten Erfahrung in der Gesundheits- und Fitnessbranche hat Dr. Nelson seine Karriere der Förderung zugänglicher Trainingsroutinen für Menschen in jeder Lebensphase gewidmet. Sein Ansatz basiert auf der Überzeugung, dass Bewegung für jeden etwas ist, unabhängig von Alter oder körperlichen Einschränkungen.

Während Dr. Nelsons Arbeit ein breites Spektrum an Fitnessdisziplinen umfasst, legt er einen besonderen Schwerpunkt auf die Unterstützung von Senioren – insbesondere von über 70-Jährigen. Durch seine umfangreiche Forschung und praktische Erfahrung versteht er die einzigartigen Herausforderungen, denen sich ältere Erwachsene gegenübersehen, und er ist ihnen gewachsen Es ist seine Mission, ihnen zu helfen, ihre Unabhängigkeit, Stärke und

Vitalität zu bewahren. Er kombiniert praktisches Wissen mit Mitgefühl und erstellt maßgeschneiderte Fitnessprogramme, bei denen Sicherheit und langfristige Gesundheitsvorteile im Vordergrund stehen.

Dr. Nelson verfügt über fortgeschrittene Abschlüsse in Physiotherapie und Bewegungswissenschaft und hat mit unzähligen Menschen zusammengearbeitet, um deren Mobilität, Flexibilität und allgemeines Wohlbefinden zu verbessern. Seine Bücher, Workshops und Vorträge spiegeln sein Engagement wider, Menschen jeden Alters – ob jung oder alt – dabei zu helfen, fit zu bleiben, sich stark zu fühlen und das Leben in vollen Zügen zu genießen.

In *Wiederaufbauen Und Gedeihen Bd. 2*, Dr. Nelson konzentriert sich darauf, Senioren, insbesondere über 70-Jährigen, einfache, effektive Stuhlübungen anzubieten, die darauf abzielen, Kraft, Flexibilität und Gleichgewicht zu verbessern. Sein Programm bietet einen zugänglichen, unterstützenden Weg zu einer besseren Gesundheit und befähigt ältere Erwachsene, bis weit in ihre goldenen Jahre hinein erfolgreich zu sein.

.

Was Andere Sagen...

Janet R., 71 Jahre alt

Nachdem ich in diesem Buch über Marys Erfahrungen gelesen hatte, fühlte ich mich endlich sicher genug, mit Stuhlübungen zu beginnen. Wie Mary hatte ich nach der Operation Probleme mit der Mobilität und dachte, meine besten Tage lägen hinter mir. Aber nachdem ich dem Programm gefolgt bin, bewege ich mich freier und fühle mich stärker als seit Jahren. Die Übungen sind einfach, aber sehr effektiv.

John S., 74 Jahre alt

Dieses Buch war für mich ein Game-Changer. Die Übungen sind anschaulich erklärt und die Schritt-für-Schritt-Anleitung erleichtert den Einstieg. Ich habe ein paar Kilo abgenommen und fühle mich insgesamt stärker. Außerdem finde ich es toll, dass die Übungen bequem auf einem Stuhl durchgeführt werden können – kein Fitnessstudio erforderlich.

George M., 76 Jahre alt

Bills Geschichte berührte mich. Früher war ich aktiv, aber das Alter hat mich langsamer gemacht und ich machte mir Sorgen um meine Gesundheit. Zu sehen, wie Bill seine Kraft und sein Selbstvertrauen wiedererlangte, motivierte mich, die Übungen in diesem Buch auszuprobieren. Ich habe bereits Verbesserungen in meiner

Körperhaltung und meinem Gleichgewicht festgestellt und fühle mich mit jeder Woche sicherer.

Sarah K., 68 Jahre alt

Marys Reise war der Anstoß, den ich brauchte, um loszulegen. Ich hatte mit chronischen Knieschmerzen zu kämpfen und zögerte, mit irgendeiner Form von Bewegung anzufangen. Nachdem ich jedoch gelesen hatte, wie Mary ihre Unabhängigkeit wiedererlangte, probierte ich die Stuhlübungen aus. Jetzt sind meine Schmerzen nicht nur besser beherrschbar, sondern ich habe auch ein paar Pfund abgenommen und fühle mich energiegeladener. Dieses Buch war ein Lebensretter.

Linda P., 69 Jahre alt

Ich hätte nie gedacht, dass einfache Stuhlübungen einen so großen Unterschied machen könnten! Dieses Buch ist so einfach zu befolgen und die Übungen sind perfekt für jemanden wie mich, der nach sanften, aber effektiven Möglichkeiten sucht, fit zu bleiben. Ich habe bereits nach wenigen Wochen eine bessere Flexibilität und weniger Gelenkschmerzen festgestellt. Ich kann dieses Buch jedem wärmstens empfehlen, der nach einer schonenden Möglichkeit sucht, aktiv zu bleiben.

EINFÜHRUNG

Im Alter aktiv zu bleiben bedeutet mehr als nur die Erhaltung der körperlichen Gesundheit; Es ist auch wichtig, um die Unabhängigkeit zu bewahren, die Mobilität zu verbessern und eine höhere Lebensqualität zu gewährleisten. Während das Altern ein normaler Prozess ist, muss der Verlust der körperlichen Stärke, Flexibilität und des Gleichgewichts nicht dauerhaft sein. Unabhängig vom Alter können bewusste und schonende Bewegungen uns dabei helfen, die Kontrolle über unsere Gesundheit und unser Wohlbefinden zurückzugewinnen. *„Wiederaufbauen Und Gedeihen Bd. 1"* soll Senioren und Menschen jeden Alters die Werkzeuge an die Hand geben, die sie benötigen, um gesund, aktiv und unabhängig zu bleiben.

Wenn Sie diese Seiten lesen, werden Sie feststellen, dass der Weg zu einem gesünderen, beweglicheren Körper keine teure Ausrüstung oder strenge Trainingsprogramme erfordert. Erforderlich sind lediglich ein Stuhl, eine gewisse Bereitschaft und die sorgfältige Umsetzung der in diesem Buch beschriebenen Ideen und Übungen. Ganz gleich, ob Sie abnehmen, Kraft aufbauen oder Ihre Haltung, Flexibilität oder Ihr Gleichgewicht verbessern möchten: Stuhltraining ist eine sichere, effektive und einfache Möglichkeit, die Sie in Ihren Alltag integrieren können.

Stuhlübungen sind äußerst vielseitig und daher für ein breites Spektrum an Fitnessniveaus und körperlichen Beschwerden geeignet. Während dieses Buch speziell für Senioren über 70 konzipiert ist, kann das Training auf dem Stuhl jedem zugute kommen, von Anfängern bis hin zu erfahrenen Sportlern, die ihr aktuelles Trainingsprogramm verbessern möchten.

Stuhlübungen haben die einzigartige Fähigkeit, die Gelenkbelastung zu reduzieren, was sie zu einer großartigen Wahl für Menschen macht, die an Arthritis, Gelenkbeschwerden oder eingeschränkter Mobilität leiden. Darüber hinaus bieten sie Senioren, die einem höheren Sturzrisiko ausgesetzt sind, die dringend benötigte Stabilität. Diese Übungen, die Bewegungen beinhalten, die die Kernkraft, das Gleichgewicht und die Flexibilität verbessern, können dazu beitragen, das Verletzungsrisiko zu verringern und gleichzeitig die allgemeine körperliche Gesundheit zu verbessern.

Für Menschen, die mit ihrem Gewicht zu kämpfen haben oder sich durch Alter oder Krankheit eingeschränkt fühlen, bieten diese Übungen eine sanfte, langfristige Strategie zum Abnehmen und zur Verbesserung der Herzgesundheit. Obwohl sie einfach erscheinen mögen, sind diese Trainingseinheiten speziell darauf ausgelegt, wichtige Muskelgruppen zu aktivieren, den Stoffwechsel anzukurbeln und die Durchblutung zu fördern.

Lernen Sie Mary kennen, eine 72-jährige pensionierte Lehrerin, die schon immer einen aktiven Lebensstil pflegt. Nach einer Knieverletzung und einer anschließenden Operation war ihre Mobilität jedoch eingeschränkt. Frustriert über ihre Grenzen begann sie, sich Sorgen zu machen, ihre Unabhängigkeit zu verlieren. Da stieß Mary auf Stuhltraining. Sie hatte zunächst Zweifel an der Wirksamkeit eines Sitztrainings, war aber schnell von den Ergebnissen überrascht. Indem sie die in diesem Buch beschriebene Methode befolgte, gewann Mary nach und nach ihre Kraft und ihr Selbstvertrauen zurück. Innerhalb weniger Monate konnte sie sich nicht nur leichter bewegen, sondern hatte auch 15 Pfund abgenommen.

> **„Die Übungen auf dem Stuhl gaben mir etwas zurück, von dem ich dachte, ich hätte es für immer verloren − meine Unabhängigkeit", sagte Mary. „Ich kann mich heute leichter bewegen und fühle mich von Tag zu Tag stärker. Ich habe sogar wieder angefangen, längere Strecken zu laufen!"**

Marys Geschichte ist nicht einzigartig. Viele Senioren, darunter auch sie, haben herausgefunden, dass die Einbeziehung von Stuhlübungen in ihren Alltag erhebliche Vorteile sowohl für die körperliche Gesundheit als auch für das emotionale Wohlbefinden mit sich bringen kann. Die einfachen, aber wirkungsvollen Übungen in diesem Buch sollen Menschen wie Mary helfen, sich von Verletzungen zu erholen und gleichzeitig Schritt für Schritt die Kontrolle über ihr Leben zurückzugewinnen.

Das ist noch nicht alles; Lernen Sie aus dem, was Bill zu sagen hat, nachdem er als alter Mensch eine schwierige Zeit durchgemacht hat. *Bill, ein 74-jähriger Veteran, hatte ursprünglich Bedenken, Stuhlübungen auszuprobieren. Er war sein ganzes Leben lang ein Sportler gewesen und kämpfte mit der Vorstellung, während seines Trainings auf einen Stuhl als Unterstützung angewiesen sein zu müssen. Nach einem Herzinfarkt riet ihm sein Arzt jedoch dringend, schonende Aktivitäten in seinen Alltag zu integrieren.*

Mit der Ermutigung seiner Familie begann Bill mit der Durchführung der in diesem Buch empfohlenen Übungen zum Kraftaufbau. Innerhalb weniger Wochen verbesserte sich seine Körperhaltung deutlich, ebenso seine Ausdauer.

Seine eigenen Worte: „Ich war schon immer aktiv, aber dieses Buch hat mich daran erinnert, dass ich stark und gesund bleiben kann, auch wenn sich mein Körper etwas älter anfühlt."

Seine gesteigerte Kraft hat sein Selbstvertrauen in seine Bewegungen gestärkt, die Sturzgefahr verringert und ihm mehr Energie gegeben, seinen Hobbys nachzugehen.

Dieses Buch bietet Schritt-für-Schritt-Anleitungen für eine Reihe von Übungen und Routinen, die einfach zu befolgen, äußerst effektiv und vor allem sicher für alle über 70 Jahre sind. Jedes Kapitel wurde sorgfältig entwickelt, um den besonderen Bedürfnissen älterer Menschen gerecht zu werden Außerdem sind Änderungen möglich, sodass Menschen jeden Alters und Fitnessniveaus davon profitieren können.

In den ersten Kapiteln gehen wir auf die wesentlichen Prinzipien von Stuhlübungen ein. Sie erfahren mehr über die Vorteile des Sitztrainings und warum es ein guter Ausgangspunkt für Menschen mit Mobilitätsproblemen, Gleichgewichtsproblemen oder begrenzter Fitnesserfahrung ist. Dieses Buch enthält außerdem wichtige Sicherheitsrichtlinien, die Ihnen helfen, Verletzungen während Ihres Trainings zu vermeiden.

Das Aufwärmen ist besonders mit zunehmendem Alter unerlässlich. In diesem Buch lernen Sie einfache, effektive Aufwärmübungen kennen, die Ihre Muskeln auf Bewegung vorbereiten. Anschließend werden Sie zu speziellen Aktivitäten zur Gewichtsreduktion übergehen, die dabei helfen, Kalorien zu verbrennen und die Herz-Kreislauf-Gesundheit im Sitzen zu verbessern. Im Laufe Ihres Studiums können Sie noch viel mehr lernen.

Denken Sie beim Durchlesen der Übungen und Routinen in diesem Buch daran, wie wichtig Konsistenz ist. Stuhlübungen sind am effektivsten, wenn sie regelmäßig durchgeführt werden; Mit der Zeit werden Sie eine Steigerung Ihrer Kraft, Flexibilität, Ihres Gleichgewichts und Ihrer allgemeinen Gesundheit feststellen. Die Workouts sind so konzipiert, dass Sie in Ihrem eigenen Tempo wachsen können. Ich rate Ihnen, auf Ihren Körper zu hören und das Training bei Bedarf zu ändern.

Jedes Kapitel baut auf dem letzten auf, daher ist es am besten, das Buch der Reihe nach zu lesen. Sie können jedoch gerne frühere Übungen wiederholen oder Programme nach Ihren eigenen Bedürfnissen kombinieren.

In diesem Buch geht es um mehr als nur um körperliche Fitness; Es geht darum, die Kontrolle über Ihr Leben zurückzugewinnen, Ihr Wohlbefinden zu steigern und sich gestärkt zu fühlen, um mit Zuversicht in die Zukunft zu blicken. Hier beginnt die Reise zu mehr Gesundheit und ich freue mich, Sie auf jedem Schritt des Weges zu begleiten.

KAPITEL 1: KENNEN DER GRUNDPRINZIPIEN VON STUHLÜBUNGEN

Für Personen mit eingeschränkter Mobilität, insbesondere ältere Menschen, stellen Stuhlübungen eine schonende, leicht zugängliche Form der körperlichen Aktivität dar, die im Sitzen auf einem Stuhl durchgeführt werden kann. Kraft, Flexibilität, Gleichgewicht und Herz-Kreislauf-Gesundheit sind nur einige der Fitnessziele, die mit diesen Trainingseinheiten erreicht werden können, bei denen die Teilnehmer nicht stehen oder ihr gesamtes Körpergewicht tragen müssen. Insbesondere für Menschen, die sich von Unfällen erholen, chronische Krankheiten behandeln oder sanfte Methoden suchen, um aktiv zu bleiben, bieten diese stuhlgestützten Trainingseinheiten eine sichere und effiziente Möglichkeit, die körperliche Fitness zu erhalten oder zu verbessern.

Stuhltraining umfasst in der Regel sitzende Bewegungen wie Rumpfdrehungen, Beinstrecken und Armheben. Sie können die Rückenlehne eines Stuhls, Widerstandsbänder oder kleine Gewichte verwenden, um sich bei Stehaktivitäten zu stützen. Stuhlübungen können trotz ihrer Einfachheit an unterschiedliche

Fitnessniveaus angepasst werden, vom Anfänger bis zum Experten, und können ein Ganzkörpertraining bieten. Stuhlübungen sind eine flexible Fitnessoption für Kraftaufbau, Flexibilitätsverbesserung und Gewichtsabnahme, da sie an individuelle Ziele angepasst werden können.

Obwohl Stuhlübungen mehrere gesundheitliche Vorteile haben, eignen sie sich aufgrund ihrer Vorteile gegenüber anderen Trainingsformen am besten für ältere Menschen oder Menschen mit körperlichen Einschränkungen. Im Folgenden wird erläutert, warum Stuhlübungen einzigartig sind und klare Vorteile bieten:

1. Geeignet für alle Fitnessniveaus

Die Tatsache, dass Stuhltraining für Personen aller Fitnessniveaus geeignet ist – insbesondere für diejenigen, die Schwierigkeiten beim Stehen oder bei der Ausübung von Aktivitäten mit hoher Belastung haben – ist einer ihrer bemerkenswertesten Vorteile. Für Menschen mit Gelenkproblemen, chronischen Erkrankungen wie Arthritis oder eingeschränkter Mobilität können traditionelle Trainingsformen wie Joggen, Springen oder Gewichtheben eine Herausforderung darstellen. Umgekehrt bietet das Stuhltraining eine angenehme Umgebung, bei der Bewegungen im Sitzen ausgeführt werden, wodurch die Spannung auf Muskeln, Gelenke und Knochen deutlich reduziert wird.

Stuhlübungen bieten einen Einstieg in die körperliche Aktivität ohne Verletzungsgefahr oder Überanstrengung für Einsteiger oder diejenigen, die nach einer längeren Pause wieder in Form kommen. Sie ermöglichen es Menschen, ihre Fitness schrittweise zu verbessern und Selbstvertrauen aufzubauen, ohne immer anspruchsvollere oder anstrengendere Übungen durchführen zu müssen.

2. Sicherheit und reduziertes Verletzungsrisiko

Stuhltraining bietet einen großen Vorteil im Hinblick auf die Sicherheit, die für viele ältere Menschen und Menschen mit gesundheitlichen Problemen oberste Priorität hat. Sitzübungen verringern das Risiko zu stürzen oder das Gleichgewicht zu verlieren, was besonders für Menschen mit schwacher Muskulatur oder schlechter Koordination von Vorteil ist. Dies ist von entscheidender Bedeutung, da Stürze eine der Hauptursachen für Verletzungen bei älteren Menschen sind und häufig zu Brüchen oder anderen schwerwiegenden Problemen führen.

Aufgrund der stützenden Struktur des Stuhls sind diese Übungen außerdem körperschonender und entlasten Knochen und Gelenke. Menschen mit Osteoporose oder Arthritis können durch Stuhltraining aktiv bleiben, ohne Schmerzen oder

Beschwerden zu verspüren. Stuhlübungen sind aufgrund der kontrollierten Bewegungen, die auch das Risiko einer Überdehnung von Muskeln oder Sehnen verringern, für Personen mit Erkrankungen oder früheren Verletzungen sicher.

3. Flexibilität bei der Erfüllung persönlicher Anforderungen

Die Anpassungsfähigkeit von Stuhlübungen gehört zu den faszinierendsten Merkmalen. Diese Übungen können leicht an die Bedürfnisse verschiedener Menschen angepasst werden. Der Schwierigkeitsgrad und die Intensität der Stuhlübungen können geändert werden, um Anfängern, chirurgischen Patienten oder allen, die ein schwierigeres Training suchen, gerecht zu werden.

Bestimmte Bewegungen können beispielsweise durch den Einsatz von Widerstandsbändern oder kleinen Handgewichten erschwert werden; Wer mehr Hilfe benötigt, kann sich an einfache, mittelschwere Aktivitäten halten. Mit dieser Methode können Stuhlübungen im gleichen Rahmen auf verschiedene Fitnessziele abzielen, wie z. B. die Steigerung von Flexibilität und Kraft.

Darüber hinaus können Stuhltrainings so angepasst werden, dass sie sich auf bestimmte Körperteile wie Arme, Beine oder den Rumpf konzentrieren. Sie sind daher besonders nützlich für diejenigen, die sich auf einen bestimmten Bereich konzentrieren möchten, ohne andere Körperteile übermäßig zu belasten. Beispielsweise kann sich eine Person, die sich von einer Knieoperation erholt, auf die Stärkung ihres Oberkörpers konzentrieren, ohne zu stehen oder den Unterkörper zu belasten.

4. Einfacher Zugang und minimaler Ausrüstungsbedarf

Stuhlübungen haben auch den Vorteil, dass sie bequem sind. Solange ein stabiler Stuhl zur Verfügung steht, können sie fast überall durchgeführt werden. Sie sind eine wünschenswerte Alternative für diejenigen, die möglicherweise nur schwer Zugang zu herkömmlichen Trainingseinrichtungen haben, da sie weder eine Mitgliedschaft im Fitnessstudio noch spezielle Geräte benötigen.

Für Senioren, die gerne zu Hause trainieren, sind Stuhlübungen ideal. Ein stabiler Stuhl ist alles, was Sie brauchen; Sie können zur Abwechslung weitere Geräte wie Widerstandsbänder oder leichte Gewichte hinzufügen, diese sind jedoch nicht erforderlich. Aus diesem Grund lässt sich Stuhltraining einfach und kostengünstig in die Routine integrieren, unabhängig von der Lebenssituation der Person.

Menschen, die in betreuten Wohneinrichtungen oder kleineren Häusern leben, können von Stuhlübungen profitieren, da sie tragbar sind und auf kleinem Raum durchgeführt werden können. Senioren und Menschen mit eingeschränkter Mobilität können aufgrund des minimalen Platz- und Ausrüstungsbedarfs ohne die logistischen Probleme aktiv bleiben, die mit größeren Trainingssets einhergehen.

5. Eingliederung in den Alltag

Ein klarer Vorteil des Stuhltrainings besteht darin, dass es sich einfach in den Alltag integrieren lässt. Im Gegensatz zu komplexeren Fitnessroutinen, die möglicherweise besondere Zeit und Aufmerksamkeit erfordern, können Stuhlübungen oft in kurzen Stößen über den Tag verteilt durchgeführt werden. Ältere Menschen und Personen mit einem hektischen Zeitplan können es einfacher finden, eine regelmäßige körperliche Aktivität aufrechtzuerhalten, wenn sie ihr Training in kleinere Abschnitte aufteilen können.

Man könnte zum Beispiel seinen Oberkörper strecken, während man an einem Schreibtisch oder Esstisch sitzt, oder eine Reihe von Beinheben durchführen, während man fernsieht. Da keine große Zeitspanne für das Training eingeplant werden muss, erleichtert diese Flexibilität das Einhalten einer Routine.

Stuhltraining ist eine langfristige Fitnessoption, da es in den Alltag integriert werden kann.

6. Effektiv, aber mit geringen Auswirkungen

Stuhlübungen können für die Steigerung von Kraft, Flexibilität und Herz-Kreislauf-Fitness sehr hilfreich sein, auch wenn sie wenig belastend und gelenkschonend sind. Stuhlübungen können mit den richtigen Bewegungen und Einstellungen ein herausforderndes und umfassendes Training darstellen, auch wenn häufig fälschlicherweise angenommen wird, dass sie nicht so anstrengend sein können wie Stehübungen.

Während sitzende Märsche oder Zehenklopfen die Herzfrequenz bei einem Aerobic-Training erhöhen können, können Oberkörperübungen wie sitzende Bizepscurls oder sitzende Bruststöße die Muskelkraft effektiv entwickeln. Menschen können dank kontrollierter Stuhlübungen, die eine gezielte Muskelbeanspruchung ermöglichen, immer noch Muskeln aufbauen und ihre Fitness verbessern, ohne zu stehen oder hochintensive Bewegungen auszuführen.

7. Fit für chronische Krankheiten und Rehabilitation

Ein weiterer wichtiger Vorteil ist die Tatsache, dass Stuhlübungen von Personen genutzt werden können, die sich einer Rehabilitation unterziehen oder mit langfristigen medizinischen Problemen zu kämpfen haben. Herkömmliche Trainingsprogramme überlasten häufig heilende Muskeln, Knochen oder Gelenke, was die Genesung behindern oder die Symptome einiger Krankheiten verschlimmern kann. Umgekehrt sind Stuhlübungen sanft genug, um in ein Rehabilitationsprogramm für Personen integriert zu werden, die sich von Krankheiten, Verletzungen oder Operationen erholen.

Da Stuhlübungen nur geringe Auswirkungen haben und die Mobilität fördern, die für die allgemeine Gesundheit unerlässlich ist, sind sie für Menschen mit chronischen Erkrankungen wie Arthritis, Osteoporose oder Herz-Kreislauf-Erkrankungen von Vorteil. Regelmäßige Bewegung kann einer Muskelschwäche vorbeugen, die Durchblutung steigern und Steifheit reduzieren – alles Faktoren, die für die Behandlung chronischer Krankheiten von entscheidender Bedeutung sind. Insbesondere Übungen auf dem Stuhl bieten eine sichere und effiziente Möglichkeit, den Körper in Bewegung zu halten und verhindern so den Verlust der Beweglichkeit, der nach längerer Inaktivität auftreten kann.

Da Stuhlübungen den Patienten helfen, Kraft, Flexibilität und Bewegungsfreiheit aufzubauen, ohne empfindliche Bereiche übermäßig zu belasten, beziehen Physiotherapeuten sie häufig in Rehabilitationspläne ein. Beispielsweise kann eine Person, die sich von einer Hüft- oder Knieoperation erholt, ihre Fitness schrittweise steigern und ihren Körper auf die Wiederaufnahme konventionellerer Trainingsformen vorbereiten, indem sie im Sitzen an der Stärkung ihres Rumpfes oder Oberkörpers arbeitet.

8. Fördert Selbstversorgung und Alterung vor Ort

Der Erhalt ihrer Unabhängigkeit hat für viele Senioren oberste Priorität und Stuhlübungen können ihnen dabei helfen, länger unabhängig zu bleiben. Mit zunehmendem Alter können Muskelkraft, Flexibilität und Gleichgewicht nachlassen, wodurch alltägliche Aufgaben wie das Aufstehen aus dem Bett, das Aufstehen von einem Stuhl oder kurze Spaziergänge schwieriger werden. Die für die selbstständige Bewältigung dieser Aufgaben erforderliche Körperkraft wird von Senioren mithilfe von Stuhlübungen aufgebaut und aufrechterhalten.

Die Fähigkeit, alltägliche Aufgaben sicher und selbstständig auszuführen, wird als funktionelle Fitness bezeichnet und kann bei älteren Erwachsenen durch regelmäßige Stuhlübungen verbessert werden. Dadurch kann die Angst vor Stürzen oder Verletzungen verringert und das Selbstvertrauen gestärkt werden. Stuhlübungen helfen daher Senioren, an Ort und Stelle zu altern, indem sie es ihnen ermöglichen, längere Zeit in ihren Häusern und Gemeinden zu bleiben, ohne viel Hilfe zu benötigen.

Darüber hinaus kann die erhöhte Kraft und Mobilität, die Stuhlübungen bieten, die Lebensqualität älterer Menschen verbessern, indem sie ihnen ermöglichen, zu reisen, Hobbys nachzugehen und soziale Aktivitäten zu genießen. Ältere Menschen profitieren emotional und körperlich von diesem Gefühl der Unabhängigkeit, das ihre Autonomie und Würde bewahrt.

9. Vorteile für die geistige und kognitive Gesundheit

Stuhlübungen haben klare körperliche Vorteile, es ist jedoch wichtig, auch ihre Auswirkungen auf die psychische Gesundheit zu berücksichtigen. Es hat sich gezeigt, dass häufiges Training, sogar einfache Stuhlübungen, Stress-, Angst- und Depressionssymptome reduzieren. Endorphine, natürliche Stimmungsaufheller, die das Wohlbefinden steigern, werden beim Training freigesetzt. Senioren, bei denen die Wahrscheinlichkeit größer ist, dass sie sich einsam oder isoliert fühlen, können von Stuhlübungen profitieren.

Stuhltraining hat neben der Verbesserung der psychischen Gesundheit auch kognitive Vorteile. Stuhltraining erfordert für viele seiner Aktionen Koordination und Konzentration, was die kognitive Leistung verbessern und stimulieren kann. Beispielsweise zwingen Übungen, die das Anheben der Beine und das Bewegen der Arme umfassen, die Teilnehmer dazu, sich auf die gleichzeitige Koordination vieler Bewegungen zu konzentrieren, was die geistige Klarheit verbessert.

Da häufige geistige Beschäftigung dazu beiträgt, kognitiven Verfall zu verhindern und das Gedächtnis zu verbessern, ist diese kognitive Stimulation besonders wichtig für ältere Menschen. Stuhlübungen können als eine Art Bewegungsmeditation dienen und in Kombination mit bewusster Bewegung und konzentrierter Atmung die Entspannung und den Stressabbau fördern. Das Einbeziehen von Stuhlübungen in den Tagesablauf eines Seniors kann dabei helfen, sich sowohl körperlich als auch geistig zu entspannen und seine allgemeine Lebensqualität zu verbessern, wenn er Schlafstörungen hat oder unter großem Stress steht.

10. Fördert das Engagement in Gruppen und die soziale Interaktion

Stuhlübungen werden typischerweise in Gruppen durchgeführt, beispielsweise in Gemeindezentren, Seniorenwohneinrichtungen oder Online-Fitnessprogrammen, können aber auch alleine durchgeführt werden. Ein zusätzlicher Vorteil des Stuhltrainings besteht darin, dass es die soziale Interaktion und Verbindung fördert. Viele ältere Menschen glauben, dass die Aufrechterhaltung sozialer Kontakte für ihr geistiges und emotionales Wohlbefinden von entscheidender Bedeutung ist. Übungsgruppen fördern ein Gefühl der Unterstützung und Kameradschaft, das die Menschen motiviert und für ihre Fitnessroutinen verantwortlich macht.

Gemeinsames Training verbessert nicht nur das Erlebnis und verringert das Gefühl der Einsamkeit, sondern kann auch eine lebendige und angenehme Atmosphäre fördern. Senioren, die allein oder fern von der Familie leben, haben bei Stuhlübungskursen die Möglichkeit, neue Leute kennenzulernen, Freundschaften zu schließen und Erfahrungen auszutauschen. Durch die Verringerung des Gefühls der Einsamkeit kann diese soziale Interaktion eine bessere psychische Gesundheit fördern.

Online-Gruppen oder virtuelle Stuhltrainings können dafür sorgen, dass Sie sich verbundener und motivierter fühlen, auch wenn Sie lieber zu Hause trainieren. Durch den Beitritt zu einem virtuellen Club können Menschen bequem von zu Hause aus trainieren und dabei ermutigt und engagiert bleiben. Stuhltraining kann als Teil eines gesunden Lebensstils angenehmer und nachhaltiger sein, da diese Kulturen Freundschaft und gemeinsame Ziele schätzen.

11. Einfach anzupassen und anzupassen

Ein weiterer wichtiger Vorteil ist die Möglichkeit, das Stuhltraining einfach an die Bedürfnisse und Ziele jedes Einzelnen anzupassen. Stuhlübungen bieten einen flexiblen Rahmen, der an das Fitnessniveau, die körperlichen Einschränkungen und die persönlichen Vorlieben einer Person angepasst werden kann, unabhängig davon, wie lange sie trainiert.

Menschen mit Gelenkbeschwerden oder Mobilitätsproblemen könnten beispielsweise bei sanfteren Übungen mit geringer Belastung bleiben, die sich auf Flexibilität und Mobilität konzentrieren, während erfahrenere Teilnehmer mit Gewichten, Widerstandsbändern oder dynamischeren Routinen noch einen draufsetzen können. Aufgrund ihrer Anpassungsfähigkeit können Stuhlübungen Menschen herausfordern und ihnen helfen, mit steigendem Fitnessniveau fitter zu werden.

Stuhlübungen können so gestaltet werden, dass sie sich auf bestimmte Gesundheitsprobleme konzentrieren, wie z. B. die Stärkung der Rumpfmuskulatur, die Linderung von Rückenschmerzen oder die Verbesserung der Körperhaltung. Stuhltraining ist aufgrund seiner Anpassungsfähigkeit eine sehr flexible Option für alle, die bestimmte Fitnessziele erreichen möchten, ohne den Körper übermäßig zu belasten. Da der Benutzer beim Stuhltraining die Übungen individuell an seine eigenen Bedürfnisse anpassen kann, fördert es ein Gefühl der Unabhängigkeit und Selbstverwirklichung im Fitnessbereich.

Stuhltraining ist eine ausgezeichnete Option für Menschen aller Fitnessniveaus, insbesondere für Senioren und Personen mit eingeschränkter Mobilität, da es mehrere spezielle Vorteile bietet. Zahlreiche Faktoren wie Zugänglichkeit, Sicherheit, Vielseitigkeit und Bequemlichkeit machen Stuhlübungen vorteilhaft. Stuhlübungen bieten eine schonende und effiziente Methode zur Steigerung von Kraft, Flexibilität und allgemeiner Fitness und helfen Menschen dabei, ihre Unabhängigkeit zu bewahren, ihr körperliches und geistiges Wohlbefinden zu verbessern und ein gesünderes Leben zu führen. Stuhlübungen bieten einen nützlichen, nachhaltigen und angenehmen Ansatz, um aktiv und gesund zu bleiben, egal ob sie in der Gruppe oder

alleine, zu Hause oder in der Gemeinschaft durchgeführt
werden.

Vorteile Für Die Geistige Und Körperliche Gesundheit

Für Senioren, insbesondere solche mit eingeschränkter Mobilität oder Gleichgewichtsproblemen, bietet Stuhltraining eine neuartige und effiziente Möglichkeit, sich zu bewegen. Die Teilnahme an diesen Aktivitäten kann die geistige und körperliche Gesundheit erheblich verbessern und eine gesündere Lebensweise fördern. *Im Folgenden untersuchen wir die wichtigsten Vorteile des Stuhltrainings für die körperliche und geistige Gesundheit älterer Menschen:*

Vorteile für die körperliche Gesundheit:

1. **Verbesserte Ausdauer und Kraft:** Zu den Hauptvorteilen von Stuhlübungen zählen die Steigerung der Muskelkraft und Ausdauer. Senioren können von regelmäßigen Stuhlübungen profitieren, die den Muskeltonus, insbesondere im Ober- und Unterkörper, erhöhen. Senioren können ihre funktionelle Stärke bewahren, indem sie Übungen durchführen, die sich auf wichtige Muskelbereiche konzentrieren, wie z. B. Beinheben, Brustdrücken und Bizepscurls im Sitzen. Dies ist für alltägliche Aktivitäten wie das Aufstehen aus einem Stuhl, das Treppensteigen und das Tragen von Lebensmitteln erforderlich.

2. **Größere Anpassungsfähigkeit:** Altersbedingter Flexibilitätsverlust führt zu Steifheit und einem erhöhten Verletzungsrisiko. Dehnbewegungen bei Stuhlübungen können die Flexibilität in wichtigen Bereichen wie Schultern, Hüften und Rücken erhöhen. Senioren können alltägliche Aufgaben bequemer erledigen, indem sie ihre Bewegungsfreiheit mithilfe von Posen wie der Vorbeuge im Sitzen und Drehungen im Sitzen beibehalten.

3. **Verbesserte Koordination und Balance:** Ältere Menschen sind besonders besorgt über Stürze, da viele von ihnen schwere Verletzungen verursachen. Stuhlübungen, die die Stabilität testen, können Koordination und Gleichgewicht verbessern. Für das Gleichgewicht ist Rumpfstabilität erforderlich, die durch Übungen wie Seitwärtsgreifen und Beinheben im Sitzen verbessert wird. Senioren, die diese Bewegungen täglich ausführen, können ihre allgemeine Stabilität verbessern und ihr Sturzrisiko verringern.

4. **Gewichtskontrolle:** Gewichtskontrolle erfordert regelmäßige Aktivität, insbesondere im Sitzen. Bei Senioren, die abnehmen oder ein gesundes Gewicht halten möchten, können Stuhlübungen den Kalorienverbrauch steigern. Dynamischere Übungen wie Beinstrecken oder Marschieren im Sitzen können die Herzfrequenz erhöhen und beim Abnehmen helfen. Darüber hinaus verringert die

Aufrechterhaltung eines gesunden Gewichts das Risiko, an langfristigen Krankheiten wie Diabetes und Herzerkrankungen zu erkranken.

5. **Herzgesundheit:** Durch die Steigerung der Herzfrequenz und des Kreislaufs verbessern Stuhlübungen die Herz-Kreislauf-Fitness. Einfache Übungen wie Armkreisen und Märsche im Sitzen können die Herzfrequenz erhöhen und das Herz stärken. Die regelmäßige Ausübung dieser Aktivitäten kann dazu beitragen, das Risiko von Herzerkrankungen zu verringern, den Cholesterinspiegel zu verbessern und den Blutdruck zu senken.

6. **Schmerzbehandlung und Gelenkgesundheit:** Gelenksteifheit und -beschwerden sind bei älteren Erwachsenen typisch und werden häufig durch Erkrankungen wie Arthritis verursacht. Stuhltraining kann sanfte Bewegungen ermöglichen, die die Gesundheit der Gelenke verbessern und die Gelenke schmieren. Die Lebensqualität älterer Menschen kann durch sanfte Übungen und Dehnübungen im Sitzen zur Linderung von Schmerzen und Steifheit verbessert werden. Um die Gelenkfunktion aufrechtzuerhalten, ist eine regelmäßige Beweglichkeit erforderlich, was auch dazu beitragen kann, die Schwere der Arthritis-Symptome zu lindern.

Vorteile der psychischen Gesundheit

1. **Verminderte Anzeichen von Angst und Verzweiflung:** Es wurde nachgewiesen, dass körperliche Aktivität, einschließlich Stuhlübungen, das geistige Wohlbefinden steigert. Regelmäßige körperliche Betätigung trägt dazu bei, Sorgengefühle und Hoffnungslosigkeit zu reduzieren, indem Endorphine, die natürlichen Stimmungsaufheller des Körpers, freigesetzt werden. Ältere Menschen können feststellen, dass Stuhlübungen ihnen helfen, sich glücklicher und weniger deprimiert oder einsam zu fühlen.

2. **Verbesserte geistige Fähigkeiten:** Eine wachsende Zahl von Forschungsergebnissen legt nahe, dass körperliche Aktivität die kognitiven Fähigkeiten älterer Erwachsener verbessern kann. Häufiges Training steigert die Durchblutung des Gehirns, was die Neuroplastizität steigert und das Wachstum neuer Gehirnzellen fördert. Da Stuhlübungen sowohl den Körper als auch den Geist trainieren, können sie ein nützliches Hilfsmittel für Senioren sein, insbesondere wenn zu körperlicher Aktivität auch Gedächtnis- oder Koordinationsprobleme hinzukommen.

3. **Erhöhtes Selbstvertrauen und Selbstwertgefühl:** Das Absolvieren von Stuhlübungen kann das Selbstvertrauen und das Selbstwertgefühl stärken und gleichzeitig ein

Erfolgserlebnis vermitteln. Senioren fühlen sich möglicherweise besser in der Lage, alltägliche Aufgaben zu bewältigen, wenn ihre Kraft, Flexibilität und ihr Gleichgewicht durch Bewegung verbessert werden. Menschen können aufgrund ihres verbesserten Selbstvertrauens dazu inspiriert werden, neue Dinge auszuprobieren, mehr Kontakte zu knüpfen und an Gemeinschaftsveranstaltungen teilzunehmen.

4. **Soziales Engagement und Kommunikation:** Gruppenübungen auf dem Stuhl sind für viele ältere Menschen eine Quelle der Inspiration und des Vergnügens. In diesen sozialen Umgebungen können Menschen miteinander interagieren und so ein Gefühl der Gemeinschaft und Zugehörigkeit fördern. Sich gemeinsam mit Menschen körperlich zu betätigen, kann die psychische Gesundheit verbessern, indem das Gefühl der Einsamkeit und Isolation verringert wird. Älteste können in Gruppensitzungen in einem unterstützenden Rahmen über ihre Erfahrungen sprechen, sich gegenseitig unterstützen und ihre Erfolge feiern.

5. **Entspannung und Stressabbau:** Stuhlübungen und andere regelmäßige körperliche Aktivitäten sind wirksame Möglichkeiten, Stress abzubauen. Neurotransmitter, die dabei helfen, die Stimmung zu regulieren, werden bei

sportlicher Betätigung stärker ausgeschüttet, was Stress und Ängste reduziert. Darüber hinaus können Atemübungen, die die Entspannung fördern, in Stuhlübungen integriert werden, um Senioren bei der Bewältigung ihres Stressniveaus zu helfen. Ältere Menschen können innere Ruhe finden und angesichts alltäglicher Probleme zentrieren, indem sie Achtsamkeit praktizieren, indem sie sich auf ihre Atmung und Bewegung konzentrieren.

6. **Erhöhte Lebensqualität:** Stuhlübungen verbessern die Lebensqualität, indem sie der körperlichen und geistigen Gesundheit zugute kommen. Älteren Menschen fällt es möglicherweise leichter, sich an sozialen Aktivitäten zu beteiligen, Hobbys nachzugehen und das Leben in vollen Zügen zu genießen, da ihre Stärke, Flexibilität und ihr Selbstvertrauen zunehmen. Regelmäßige Bewegung kann älteren Menschen helfen, länger unabhängig zu bleiben, indem sie ihnen das nötige Selbstvertrauen gibt, um ein glücklicheres und aktiveres Leben zu führen.

Stuhlübungen sind eine tolle Ergänzung zu jedem Fitnessprogramm, da sie Senioren verschiedene Vorteile für die körperliche und geistige Gesundheit bieten. Durch die Verbesserung ihrer Kraft, Flexibilität, ihres Gleichgewichts und ihrer Herz-Kreislauf-Gesundheit tragen diese Aktivitäten dazu bei, dass Senioren unabhängiger werden und sich insgesamt besser fühlen. Die allgemeinen Vorteile regelmäßiger körperlicher Aktivität werden zusätzlich durch die Vorteile für die psychische Gesundheit hervorgehoben, zu denen eine Verringerung der Depressionssymptome, eine verbesserte kognitive Leistungsfähigkeit und eine verstärkte soziale Interaktion gehören.

Stuhlübungen sind eine unterhaltsame, sichere und effiziente Möglichkeit für Senioren, in ihren goldenen Jahren aktiv zu bleiben und erfolgreich zu sein, wenn sie ihre Gesundheit verbessern möchten. Ältere Menschen können ein glücklicheres, gesünderes und erfüllteres Leben führen, wenn sich immer mehr von ihnen der Vorteile von Stuhlübungen bewusst werden.

Einfluss Auf Die Gewichtskontrolle

Die Kontrolle des eigenen Gewichts ist für die Erhaltung der allgemeinen Gesundheit von entscheidender Bedeutung, insbesondere für Menschen über 70. Die Aufrechterhaltung eines gesunden Gewichts wird mit zunehmendem Alter immer schwieriger, da sich unser Stoffwechsel verlangsamt. Das Gewichtsmanagement kann durch regelmäßige Bewegung, insbesondere Stuhlübungen, erheblich beeinflusst werden.

Die Aufrechterhaltung eines gesunden Körpergewichts durch die Kombination von Bewegung und Ernährung wird als Gewichtsmanagement bezeichnet. Da Übergewicht das Risiko für chronische Krankheiten wie Diabetes, Herzerkrankungen und Gelenkprobleme erhöht, ist Gewichtskontrolle für Senioren besonders wichtig. Umgekehrt kann Untergewicht zu einer Beeinträchtigung des Immunsystems, Unterernährung und Muskelschwäche führen. Daher ist es wichtig, die richtige Balance zu finden.

Wie Übungen auf Stühlen beim Gewichtsmanagement helfen

1. **Kalorienverbrauch:** Mehr Kalorien zu verbrennen, als Sie verbrauchen, ist eine der besten Möglichkeiten, Gewicht zu verlieren. Stuhlübungen können dennoch einen erheblichen Beitrag zum Gesamtkalorienverbrauch leisten, auch wenn

dabei nicht so viele Kalorien verbrannt werden wie bei Aktivitäten mit hoher Belastung. Beinheben, Oberkörperbewegungen und sitzendes Marschieren steigern die Herzfrequenz und die Muskelaktivierung, wodurch Kalorien verbrannt werden. Mit Stuhlübungen, die sowohl sicher als auch effektiv sind, können Senioren ihre körperliche Aktivität steigern, ohne es zu übertreiben.

2. **Muskelmasse steigern:** Der altersbedingte normale Verlust an Muskelmasse wird als Sarkopenie bezeichnet. Ein langsamerer Stoffwechsel, der durch weniger Muskelmasse verursacht wird, kann es schwieriger machen, ein gesundes Gewicht zu halten. Auf Krafttraining ausgerichtete Stuhlübungen wie Brustdrücken im Sitzen und Bizepscurls tragen zum Aufbau und Erhalt von Muskelmasse bei. Der Muskelaufbau verbessert die gesamte Körperzusammensetzung und hilft Ihnen, ein gesundes Gewicht zu erreichen, außerdem erhöht er Ihren Kalorienverbrauch im Ruhezustand.

3. **Steigerung des Stoffwechsels:** Häufiges Training, insbesondere Stuhlübungen, kann die Stoffwechselleistung steigern. Ein effizienterer Stoffwechsel ist das Ergebnis von Bewegung, wodurch die Stoffwechselwege verbessert werden, die beim Abbau von Glukose und Fett helfen. Insbesondere für Senioren ist dies hilfreich, da eine höhere

Stoffwechselrate bei der Gewichtsabnahme oder -kontrolle helfen und das Risiko gewichtsbedingter Gesundheitsprobleme verringern kann.

4. **Steigerung der körperlichen Aktivität:** Stuhlübungen könnten ein Ausgangspunkt für mehr körperliche Aktivität sein. Wenn man mit Stuhlübungen beginnt, kann das Selbstvertrauen und die Ausdauer älterer Senioren stärken, damit sie an mehr Aktivitäten außerhalb ihres Trainingsplans teilnehmen können. Ältere Menschen können mit zunehmender Kraft und Beweglichkeit zu neuen körperlichen Aktivitäten ermutigt werden, was ihnen bei ihren Bemühungen zur Gewichtskontrolle hilft.

5. **Nachhaltigkeit und Zugänglichkeit:** Bequemlichkeit ist einer der Hauptvorteile von Stuhlübungen. Für viele Senioren mit chronischen Schmerzen oder Mobilitätsproblemen können gängige Übungen eine Herausforderung darstellen. Da Stuhltraining zu Hause durchgeführt werden kann, ist die Aufrechterhaltung einer Routine viel einfacher. Die einfache Integration dieser Übungen in den Alltag fördert die Hingabe an ein regelmäßiges Trainingsprogramm, das für die Gewichtskontrolle unerlässlich ist.

Menschen über 70 können ihr Gewicht mit Stuhlübungen effizient halten. Senioren können ihren Stoffwechsel, ihre

Muskelmasse, ihren Kalorienverbrauch und ihre allgemeine körperliche Aktivität verbessern, indem sie diese einfachen Aktivitäten in ihre täglichen Routinen integrieren. Obwohl es schwierig sein kann, ein gesundes Gewicht zu halten, können Senioren diesen wichtigen Aspekt ihrer Gesundheit mit den richtigen Ressourcen, Unterstützung und Ausdauer meistern.

Sicherheitsvorkehrungen Und Hinweise Für Senioren

Auch im Alter ist es wichtig, weiterhin körperlich aktiv zu sein, um unsere Unabhängigkeit, Gesundheit und unser allgemeines Wohlbefinden zu verbessern. Um Unfälle zu vermeiden und einen wundervollen Tag zu garantieren, ist es jedoch wichtig, dass die Sicherheit an erster Stelle steht. *Hier finden Sie umfassende Sicherheitsrichtlinien und Empfehlungen für Senioren, die Stuhlübungen durchführen:*

1. Senioren sollten mit ihrem Arzt sprechen, bevor sie mit einem neuen Trainingsprogramm beginnen. Der Gesundheitszustand, die Medikamente und die körperlichen Fähigkeiten einer Person können von einem Arzt oder Physiotherapeuten beurteilt werden, der dann individuelle Ratschläge zu geeigneten Übungen und erforderlichen Anpassungen geben kann. Für ältere Menschen mit Langzeiterkrankungen wie Arthritis, Herzerkrankungen oder Gleichgewichtsstörungen ist dieses Stadium von entscheidender Bedeutung.

2. Trainingsstühle müssen stabil, gut verarbeitet und idealerweise rollenfrei sein. Wenn ein Senior auf einem Stuhl sitzt, sollten seine Füße flach auf dem Boden stehen. Dies fördert das richtige Gleichgewicht und die richtige Haltung.

Beim Training sorgt ein Stuhl mit hoher Rückenlehne für Stabilität und Halt. Es verbessert den Komfort und verringert die Belastung des Rückens. Menschen mit schwächeren Muskeln können auf Stühlen mit Armlehnen möglicherweise leichter sitzen und aufstehen.

3. Um Unfälle und Stürze zu verhindern, ist die Schaffung einer sicheren Trainingsumgebung von entscheidender Bedeutung. Um die Stolpergefahr zu verringern, reinigen Sie den Bereich um den Stuhl herum von Unordnung, losen Teppichen oder Hindernissen. Um die Sicherheit und Sicht zu verbessern, stellen Sie sicher, dass der Übungsbereich gut beleuchtet ist. Um den gesamten Raum zu beleuchten, sollten Sie Deckenleuchten oder helles, natürliches Licht verwenden. Versuchen Sie, wann immer möglich, auf rutschfesten Oberflächen zu trainieren. Stellen Sie sicher, dass der Teppich fest am Boden befestigt ist, wenn Sie einen solchen verwenden möchten.

4. Der Komfort und die Sicherheit beim Stuhltraining können durch das Tragen der richtigen Kleidung und des richtigen Schuhwerks erheblich beeinträchtigt werden. Ziehen Sie locker sitzende Kleidung an, die Ihre Bewegungsfreiheit nicht einschränkt. Vermeiden Sie alles, was die Bewegung behindert, wie zum Beispiel lange Kleider, die sich verheddern könnten, oder enge Jeans. Ziehen Sie

traktionsverbessernde, stützende und rutschfeste Schuhe
an. Das Tragen von Flip-Flops oder Hausschuhen erhöht die
Wahrscheinlichkeit, dass Sie ausrutschen.

5. Insbesondere für Senioren sind Aufwärmen und Abkühlen
    entscheidende Bestandteile jedes Trainingsprogramms. Mit
    einem 5–10-minütigen Aufwärmen wird der Körper auf eine
    Übung vorbereitet. Die Durchblutung von Muskeln und
    Gelenken kann durch leichte Übungen wie
    Handgelenkskreisen, Schulterrollen und Sitzmärsche
    verbessert werden. Nehmen Sie sich nach Abschluss der
    Stuhlübungen ein paar Minuten Zeit zum Dehnen und lassen
    Sie Ihren Puls sinken. Dies verbessert die Flexibilität und
    beugt Muskelkater vor.

6. Ältere Menschen sollten sich ihres Körpers bewusst sein und
    wissen, wie wichtig es ist, beim Sport auf ihre Gefühle zu
    achten. Sie müssen sofort mit dem Training aufhören, wenn
    es Ihnen Schmerzen oder Beschwerden bereitet.
    Normalerweise sind Schmerzen ein Zeichen dafür, dass
    etwas nicht stimmt und dass es schädlich sein könnte,
    weiterzumachen. Nicht jeder wird von jedem Training
    profitieren. Für Senioren ist es in Ordnung, ihre Routinen an
    ihr Wohlbefinden anzupassen. Beispielsweise kann eine
    Beinrutsche im Sitzen eine bessere Option sein, wenn das
    Beinheben zu anspruchsvoll ist.

7. Jeder muss ausreichend Wasser trinken, aber ältere Menschen müssen besonders aufpassen, da sie möglicherweise keinen Durst verspüren, obwohl ihr Körper Flüssigkeit benötigt. Senioren sollten dazu angehalten werden, vor Beginn eines Trainingsprogramms ein Glas Wasser zu trinken und anschließend wieder zu trinken. Trinken Sie viel Wasser, wenn Ihr Training länger als eine Stunde dauert.

8. Die richtige Atmung während des Trainings kann sowohl die Sicherheit als auch die Leistung verbessern. Beim Training sollten Senioren tief und gleichmäßig atmen. Atmen Sie bei einfachen Übungen durch die Nase ein und bei anspruchsvolleren Übungen durch den Mund aus. Diese Technik fördert die Entspannung und unterstützt die Sauerstoffversorgung der Muskeln.

9. Um die Stabilität zu verbessern und das Sturzrisiko zu verringern, können Stuhlübungen mit Gleichgewichtstraining kombiniert werden. Sie können Ihre Rumpfmuskulatur stärken und die Stabilität erhöhen, indem Sie einfache Gleichgewichtsübungen in Ihr Programm integrieren, z. B. Beinheben oder Bewegungen von der Ferse bis zu den Zehen im Sitzen. Senioren, die an diesen

Aktivitäten teilnehmen, fühlen sich beim Gehen oder Stehen möglicherweise sicherer und selbstbewusster.

10. Gemeinsam mit anderen durchgeführte Übungen können Spaß machen, motivieren und ermutigen. Denken Sie darüber nach, an einem Stuhlübungskurs im Fitnessstudio oder Gemeindezentrum in Ihrer Nähe teilzunehmen. Die Zusammenarbeit mit anderen fördert das Zugehörigkeitsgefühl und kann zu größerer Verantwortung führen. Machen Sie es zu einer unterhaltsamen Aktivität, die Beziehungen fördert und die Gesundheit verbessert, indem Sie Familienmitglieder einladen, an den Übungen teilzunehmen.

11. Für Senioren kann die Überwachung ihres Erfolgs ein starker Motivator sein. Ältere Menschen sollten ermutigt werden, ein Aktivitätstagebuch zu führen, in dem sie die Art der Aktivitäten, an denen sie teilnehmen, die dafür aufgewendete Zeit und ihre Gefühle danach aufschreiben können. Durch die Verwendung dieser Aufzeichnung zur Überwachung des Fortschritts im Laufe der Zeit können Menschen dazu ermutigt werden, sich weiterhin zu engagieren.

12. Für Menschen, die neu im Training sind oder unsicher sind, wie sie sicher vorgehen sollen, kann die Inanspruchnahme

professioneller Beratung sehr hilfreich sein. Sprechen Sie mit einem Physiotherapeuten oder einem qualifizierten Trainer mit Erfahrung in Seniorenfitness. Sie können maßgeschneiderte Trainingspläne entwerfen, die sichere und effektive Maßnahmen garantieren.

Mit Stuhlübungen können Senioren ihre Unabhängigkeit zurückgewinnen, ihre Lebensqualität verbessern und eine gute körperliche Verfassung bewahren. Aber der wichtigste Faktor sollte immer die Sicherheit sein. Senioren können ein sicheres und effektives Fitnessprogramm genießen, das ihren individuellen Bedürfnissen entspricht und ihr Wohlbefinden steigert, indem sie diese Warnungen und Empfehlungen beachten. Regelmäßige Bewegung ist für ein gutes Altern von entscheidender Bedeutung, da sie neben der körperlichen Fitness auch das geistige und soziale Wohlbefinden steigert.

Für Stuhlübungen Benötigte Werkzeuge Und Geräte

Wenn Sie Stuhlübungen zur Verbesserung Ihrer körperlichen Fitness einsetzen, können die richtigen Werkzeuge und Geräte die Wirksamkeit Ihrer Routine erheblich steigern. Ein paar einfache Dinge können dazu beitragen, das Training komfortabler, sicherer und angenehmer zu gestalten, auch wenn viele Stuhlübungen ohne spezielle Ausrüstung durchgeführt werden können. In diesem Abschnitt werden die wesentlichen Instrumente und Geräte behandelt, die die Stuhlübungen für Senioren unterstützen können.

1. Ein starker/stabiler Stuhl

Ein stabiler Stuhl ist das grundlegendste Gerät für Stuhlübungen. Dieser Stuhl sollte stabil, bequem und höhengerecht sein. Der Stuhl sollte so gebaut sein, dass der Benutzer sitzen kann, wobei die Hüften etwas höher als die Knie sind, die Füße flach auf dem Boden stehen und die Knie in einem 90-Grad-Winkel gebeugt sind. Beim Training ist diese Position entscheidend für die Aufrechterhaltung des richtigen Gleichgewichts und der richtigen Haltung.

Indem sie zusätzlichen Halt bieten, können Armlehnen das Ein- und Aussteigen aus einem Stuhl erleichtern. Ein Stuhl mit gerader Rückenlehne fördert eine gute Körperhaltung, die für eine Vielzahl von Übungen notwendig ist.

Rutschfeste Oberfläche: Um ein Verrutschen beim Bewegen zu verhindern, stellen Sie sicher, dass der Stuhl auf einem stabilen Boden steht oder über eine rutschfeste Oberfläche verfügt.

2. Widerstandsbänder

Widerstandsbänder sind praktische und erschwingliche Hilfsmittel, die den Widerstand bei Stuhlübungen erhöhen und so Ausdauer und Kraft steigern. Sie sind für Benutzer mit unterschiedlichem Fitnessniveau geeignet, da sie in verschiedenen Widerstandsstufen erhältlich sind. Zu den Varianten zählen Schlaufenbänder, Flachbänder und Rohrbänder. Während Tube-Bänder über Griffe für besseren Halt verfügen, sind Schlaufenbänder in der Regel praktischer für Übungen im Sitzen, da sie unter den Füßen befestigt werden können.

Übungen wie Beinheben, Brustdrücken und Bizepscurls im Sitzen können alle mit Widerstandsbändern durchgeführt werden. Sie bieten eine sichere Möglichkeit, den Widerstand zu erhöhen, ohne die Verletzungsgefahr einzugehen, die mit der Verwendung schwerer Gewichte einhergeht.

3. Leichte Hanteln

Eine weitere hilfreiche Ergänzung zu einem Stuhltrainingsprogramm sind leichte Hanteln. Sie können bei vielfältigen Übungen eingesetzt werden und eignen sich hervorragend zur Kräftigung des Oberkörpers. Wählen Sie ein Gewicht, das anspruchsvoll, aber machbar ist. Abhängig von ihrem Kraftniveau können Senioren zwischen einem und fünf Pfund wiegen.

Wählen Sie Hanteln, die leicht zu halten sind. Einige verfügen möglicherweise über raue oder gummierte Oberflächen, um ein Ausrutschen zu verhindern, was besonders für Personen mit schwachen Händen nützlich ist.

Verwenden Sie Hanteln, die keine Schmerzen oder Belastungen verursachen. Es wird empfohlen, mit kleineren Gewichten zu beginnen und diese mit zunehmender Kraft schrittweise zu steigern.

4. Eine rutschfeste Oberfläche oder Yogamatte

Stuhlübungen können sicherer gemacht werden, indem man eine Yogamatte verwendet oder dafür sorgt, dass die Oberfläche rutschfest ist. Durch die Verwendung einer Matte zur Polsterung der Füße werden Ausrutscher und Stürze vermieden. Eine dickere Matte eignet sich besser für sitzende Aktivitäten, da sie möglicherweise eine bessere Polsterung bietet.

Um zu verhindern, dass sich die Matte während des Trainings bewegt, legen Sie sie auf eine ebene, feste Oberfläche.

5. Stuhl, Kissen oder Yogablock

Bei einer Reihe von Übungen kann ein festes Kissen oder ein Yogablock helfen, Komfort und Unterstützung zu bieten. Um die Ausführung bestimmter Dehnübungen zu erleichtern, lagern Sie die Beine mit einem Block oder Kissen hoch. Sie können Ihnen auch dabei helfen, die richtige Haltung beizubehalten, indem sie Ihnen beim Sitzen zusätzliche Unterstützung bieten. Bei längeren Trainingseinheiten kann die Verwendung eines Kissens mit festem Design für mehr Komfort sorgen.

6. Eine Flasche Wasser

Jedes Trainingsprogramm, einschließlich Stuhlübungen, erfordert eine ausreichende Flüssigkeitszufuhr. Regelmäßige Trinkpausen werden empfohlen, wenn Wasser leicht zugänglich ist. Mit einer kleinen, leichten Wasserflasche können Sie beim Training ausreichend Flüssigkeit zu sich nehmen.

7. Ein Handtuch

Beim Stuhltraining kann ein Handtuch für verschiedene Zwecke verwendet werden. Das Abdecken des Stuhlsitzes mit einem Handtuch könnte das Sitzen komfortabler und stützender machen. In wärmeren Gegenden kann ein Handtuch auch zum Abwischen von Schweiß und zur Aufrechterhaltung der persönlichen Hygiene beim Training verwendet werden.

8. Audioausrüstung oder Musik

Stuhlübungen können durch den Einsatz von Musik oder einem Audiogerät angenehmer und motivierender gestaltet werden. Anregende Musik steigert die Motivation und die Stimmung beim Training. Ältere Menschen finden es möglicherweise einfacher, Übungen zu beenden, wenn sie durch geführte Audio-Workouts Anleitung und Timing erhalten.

9. Trainingshandbuch oder Videoquelle

Das Stuhlübungserlebnis kann durch den Zugriff auf ein Übungshandbuch oder eine Videoressource erheblich verbessert werden. Indem sichergestellt wird, dass die Übungen korrekt ausgeführt werden, kann eine visuelle Anleitung dazu beitragen, das Verletzungsrisiko zu verringern.

Ressourcen mit einer Vielzahl von Aktivitäten fördern die regelmäßige Teilnahme, indem sie die Routinen interessant und fesselnd gestalten. Um Sie bei der Festlegung und Erreichung Ihrer Ziele zu unterstützen, enthalten mehrere Leitfäden Tracking-Tools.

10. Unterstützendes Schuhwerk

Richtiges Schuhwerk ist sowohl für den Komfort als auch für die Sicherheit beim Stuhltraining von entscheidender Bedeutung, auch wenn es technisch gesehen keine Ausrüstung im üblichen Sinne ist. Rutschfeste Schuhsohlen verringern die Sturzgefahr, insbesondere beim Aufstehen oder Aufstehen vom Stuhl. Gut sitzende Schuhe reduzieren das Risiko von Beschwerden während der Aktivität, indem sie das richtige Maß an Halt und Komfort bieten.

Die richtigen Hilfsmittel für Stuhlübungen können das Erlebnis insgesamt verbessern und die Sicherheit und Effektivität der Sitzungen erhöhen. Ein stabiler Stuhl, Widerstandsbänder, leichte Hanteln und andere hilfreiche Geräte sorgen nicht nur für Abwechslung im Trainingsprogramm, sondern gehen auch auf die besonderen Bedürfnisse von Senioren ein. Senioren können sich intensiver auf ihre Trainingsroutinen einlassen, wenn ihnen eine sichere und komfortable Umgebung geboten wird, die ihre körperliche Gesundheit, Unabhängigkeit und Lebensqualität verbessert. Sprechen Sie wie immer mit Ihrem Arzt, bevor Sie mit einem neuen Fitnessprogramm beginnen, insbesondere wenn bei Ihnen Vorerkrankungen vorliegen.

KAPITEL 2: ERSTE SCHRITTE UND AUFWÄRMÜBUNGEN

Bestimmen Sie Ihr Aktuelles Fitnessniveau

Gerade für Senioren über 70 ist die Ermittlung des aktuellen Fitnessniveaus ein entscheidender erster Schritt bei der Entwicklung eines erfolgreichen Trainingsprogramms. Sie können sich vernünftige Ziele setzen, Ihr Trainingsprogramm an Ihre Fähigkeiten anpassen und Ihre Fortschritte im Laufe der Zeit überwachen, indem Sie sich Ihrer aktuellen körperlichen Verfassung bewusst sind. Ihr Arzt wird durch diese Bewertung möglicherweise auf Ihre besonderen Einschränkungen aufmerksam gemacht.

Warum sollten Sie Ihren Fitnesszustand überprüfen?

1. Jeder hat einen einzigartigen Körperbau, besonders wenn er älter wird. Durch die Bestimmung Ihres Fitnessniveaus können Sie Ihren Trainingsplan an Ihre individuellen Ziele und Einschränkungen anpassen.

2. Das Erkennen Ihrer Fähigkeiten und Grenzen kann Ihnen dabei helfen, darauf aufzubauen, während das Erkennen

Ihrer Grenzen Ihnen möglicherweise Bereiche aufzeigt, in denen Sie sich verbessern können.

3. Durch die Beurteilung Ihres Fitnessniveaus können Sie erreichbare Ziele festlegen, die Sie motivieren, ohne zu anspruchsvoll zu sein.

4. Regelmäßige Beurteilungen können Ihnen Motivation und Erfolgserlebnisse vermitteln, da Sie Ihre Entwicklung im Laufe der Zeit verfolgen können.

5. Durch die Identifizierung möglicher Gesundheitsrisiken oder Verletzungen können Sie durch eine gründliche Untersuchung auf Übungen verzichten, die bereits bestehende Beschwerden verschlimmern könnten.

Achten Sie bei der Beurteilung Ihres Fitnessniveaus auf die folgenden Schlüsselbereiche:

1. Herz-Kreislauf-Ausdauer: Dies ist ein Hinweis auf die Fähigkeit Ihres Herzens und Ihrer Lunge, längere körperliche Belastungen zu ertragen.

So bewerten Sie:

Der Timed Walk Test ist eine grundlegende Methode. Sehen Sie, wie weit Sie in sechs Minuten auf einer ebenen, geraden Linie (z. B. einem Gleis oder einem Flur) gehen können. Eine gängige Distanz für Senioren liegt zwischen 300 und 400 Metern. Sie können stattdessen Ihr Laufband oder Ihr stationäres Fahrrad verwenden.

2. Muskelkraft: Dies ist die maximale Kraft, die ein Muskel erzeugen kann.

So bewerten Sie:

Der Stuhlstandtest ist eine Bewertungsmethode. Legen Sie Ihre Arme über Ihre Brust und setzen Sie sich auf die Kante eines stabilen Stuhls. Stehen Sie auf und machen Sie dann eine 30-sekündige Pause, um sich hinzusetzen. Zählen Sie in dieser Zeit, wie oft Sie aufstehen können. 8 bis 12 Wiederholungen sind normalerweise ein gutes Ergebnis. Bewerten Sie für einen schwierigeren Test Ihre Fähigkeit, sitzende Bizepscurls mit kleinen Gewichten zu absolvieren.

3. Flexibilität: Der Bewegungsumfang Ihrer Muskeln und Gelenke wird als Flexibilität bezeichnet.

So bewerten Sie:

Ein toller Ersatz ist der Chair Sit and Reach Test. Setzen Sie sich mit einem Fuß auf den Boden und einem Bein ausgestreckt nach vorn auf die Stuhlkante. Greifen Sie mit beiden Händen nach Ihren Zehen am ausgestreckten Bein. Bewerten Sie Ihren Bewegungsbereich über Ihre Zehen hinaus. Für ältere Menschen wird es als angemessen erachtet, 5 bis 10 cm über die Zehen hinauszugehen.

4. Gleichgewicht: Um die Unabhängigkeit zu bewahren und Stürzen vorzubeugen, ist Gleichgewicht erforderlich.

So bewerten Sie:

Bei der Durchführung des Einbeinstandtests kann ein Stuhl als Unterstützung verwendet werden. Stehen Sie so lange wie möglich auf einem Bein, ohne etwas zu berühren. Streben Sie idealerweise mindestens 10 Sekunden pro Bein an.

5. Körperzusammensetzung: Der Anteil an Fett- und Nichtfettmasse in Ihrem Körper wird als Körperzusammensetzung bezeichnet.

So bewerten Sie:

Obwohl die genauesten Messungen eine spezielle Ausrüstung erfordern, können einfache Methoden wie das Messen des Taillenumfangs ausreichend sein. Ein erhöhtes Risiko für gesundheitliche Probleme kann ein Taillenumfang von mehr als 35 Zoll bei Frauen und 40 Zoll bei Männern sein.

Instrumente zur Evaluation

1. **Fitness-Tracker:** Ihr Gesamtfitnessniveau wird durch Ihre Herzfrequenz, Ihren Schlafrhythmus und Ihr tägliches Aktivitätsniveau beeinflusst, die alle nützlich durch tragbare Fitness-Tracker ermittelt werden können.

2. **Mobile Apps:** Mithilfe verschiedener Apps können Sie durch Tests navigieren und Ihren Fortschritt im Laufe der Zeit überwachen.

3. **Fachliche Beurteilung:** Lassen Sie sich nach Möglichkeit von einem Physiotherapeuten oder Personal Trainer beraten, der auf Seniorenfitness spezialisiert ist. Sie können eine umfassende Beurteilung durchführen und einen maßgeschneiderten Trainingsplan entsprechend Ihren Bedürfnissen erstellen.

Ein wesentlicher erster Schritt bei der Erstellung eines erfolgreichen Senioren-Trainingsprogramms ist die Bestimmung Ihres aktuellen Fitnessniveaus. Wenn Sie Ihre Körperzusammensetzung, körperliche Stärke, Flexibilität, Ihr Gleichgewicht und Ihre kardiovaskuläre Ausdauer kennen, können Sie sich vernünftige Ziele setzen, Ihre Fortschritte überwachen und schließlich Ihre allgemeine Gesundheit und Ihr Wohlbefinden verbessern. Denken Sie daran, dass jeder einen anderen Weg zur Fitness hat, Sie müssen also Ihr Tempo vorgehen.

Festlegung Erreichbarer Ziele Und Überwachung Der Ergebnisse

Das Setzen vernünftiger Ziele und die effektive Überwachung des Fortschritts sind unerlässlich, um das Beste aus Stuhlübungen herauszuholen. Jedes Trainingsprogramm sollte die Festlegung von Zielen beinhalten, da es Inspiration und Anleitung bietet. Das Setzen von Zielen hilft dabei, den Fokus auf Ihre Ziele zu richten und erleichtert die Entwicklung eines methodischen Aktionsplans. Das Festlegen klarer Ziele für Senioren, die Stuhlübungen durchführen, kann ihr körperliches Wohlbefinden, ihr Selbstwertgefühl und ihre allgemeine Lebensqualität verbessern.

Es gibt zwei Arten von Zielen: kurzfristige und langfristige

Es dauert nur wenige Wochen oder Monate, um kurzfristige Ziele zu erreichen. Sie können Sie motivieren und als Sprungbrett für ehrgeizigere Ziele dienen. Wichtiger sind langfristige Ziele, deren Erreichung Monate oder sogar Jahre dauern kann. Diese Ziele verleihen Ihrer Fitnessreise eine breitere Perspektive und ermöglichen es Ihnen, sich auf wichtige Wendepunkte zu konzentrieren.

Stellen Sie bei der Festlegung sicher, dass Ihre Ziele realistisch, erreichbar und für Ihr Können geeignet sind, insbesondere bei Stuhlübungen. *Dies ist eine detaillierte Anleitung zum Erstellen erfolgreicher Ziele:*

1. Bevor Sie Ziele festlegen, beurteilen Sie Ihren Fitnesszustand. Denken Sie an Ihre allgemeine Mobilität, Kraft, Flexibilität und Ihr Gleichgewicht. Diese Einschätzung wird Ihnen helfen, vernünftige Ziele zu setzen und herauszufinden, was machbar ist.

2. Überlegen Sie, welche Aspekte Ihrer Fitness Sie verbessern möchten. Möchten Sie Ihr Gleichgewicht verbessern, Gewicht verlieren oder stärker und flexibler werden? Das Setzen zielgerichteterer Ziele ist möglich, wenn Sie klare Schwerpunkte identifizieren können.

3. Nutzen Sie das SMART-Kriterium, um sicherzustellen, dass Ihre Ziele effektiv sind:

- **Spezifisch:** *Formulieren Sie Ihre Ziele klar (z. B. „Ich möchte meine Beinkraft verbessern").*

- **Messbar:** *Legen Sie Benchmarks fest (z. B. „Ich schaffe es, 10 Beinheben im Sitzen hintereinander durchzuführen"), um Ihre Entwicklung zu überwachen.*

- **_Erreichbar:_** _Stellen Sie sicher, dass Ihre Ziele (z. B. „Ich werde mein Beinheben im Sitzen innerhalb von vier Wochen von 5 auf 10 steigern") Ihrem aktuellen Fitnessniveau und etwaigen Einschränkungen entsprechen._

- **_Relevant:_** _Ihre Ziele sollten mit Ihren Zielen für die allgemeine Gesundheit übereinstimmen (z. B. „Wenn ich meine Kraft verbessere, kann ich meine Unabhängigkeit bewahren")._

- **_Zeitbindung:_** _Setzen Sie sich eine Frist, um Ihre Ziele zu erreichen (z. B. „Ich werde das innerhalb des nächsten Monats fertigstellen")._

4. Da das Leben unvorhersehbar sein kann, ist es wichtig, flexibel zu sein. Bewerten Sie Ihre Ziele neu und nehmen Sie gegebenenfalls Anpassungen vor, wenn Sie auf Hindernisse oder Rückschläge stoßen. Durch Ihre Anpassungsfähigkeit bleiben Sie motiviert und halten sich an Ihren Trainingsplan.

Überwachung Ihrer Entwicklung

Die Überwachung Ihrer Fortschritte ist entscheidend für die Aufrechterhaltung der Motivation und Konzentration, nachdem Sie Ihre Ziele festgelegt haben. Durch die Verfolgung Ihrer Erfolge können Sie Bereiche erkennen, die mehr

Aufmerksamkeit erfordern könnten, und gleichzeitig Ihre Erfolge würdigen. Im Folgenden finden Sie einige großartige Methoden zur Überwachung des Fortschritts:

1. Notieren Sie sich dabei Ihre Übungen, Wiederholungen und Emotionen. Durch die Dokumentation dieser Daten können Sie Ihre Entwicklung im Zeitverlauf verfolgen und sich über Ihre Erfolge informieren.

2. Um Ihre Ziele und Fortschritte visuell zu überwachen, erstellen Sie ein Fortschrittsdiagramm. Um bestimmte Messwerte zu überwachen, beispielsweise die Anzahl der Wiederholungen oder die Länge einer Trainingseinheit, können Sie Diagramme oder Grafiken verwenden. Visuelle Hilfsmittel, die Ihre Fortschritte hervorheben, können unglaublich motivierend sein.

3. Teilen Sie Ihre langfristigen Ziele in überschaubare Teile auf. Wenn Sie jeden Meilenstein erreichen, sei es die Verbesserung Ihrer Leistung bei einer bestimmten Aktivität oder das Festhalten an Ihrem Programm, feiern Sie Ihre Erfolge.

4. Überprüfen Sie regelmäßig Ihre Fitnessreise. Denken Sie darüber nach, wie sich Ihre Ziele entwickelt haben, welche Herausforderungen Sie erlebt haben und welche

körperlichen Empfindungen Sie haben. Reflexion kann Ihnen wichtige Erkenntnisse liefern und es Ihnen ermöglichen, Ihre Ziele bei Bedarf anzupassen.

5. Um Verantwortung und Unterstützung zu erhalten, erzählen Sie Ihren Lieben von Ihren Zielen und Erfolgen. Ein Unterstützungsnetzwerk kann Ihnen helfen, motiviert zu bleiben und Ihr Trainingsprogramm einzuhalten.

Für Senioren, die Stuhlübungen machen, muss ein gutes Fitnessprogramm das Setzen vernünftiger Ziele und die Überwachung ihrer Fortschritte umfassen. Sie können einen klaren Weg zum Erreichen Ihrer Fitnessziele festlegen, indem Sie Ihr aktuelles Fitnessniveau beurteilen, bestimmte Bereiche identifizieren, die verbessert werden müssen, und Ziele auf der Grundlage der SMART-Kriterien festlegen.

Einbeziehung Sozialer Überlegungen In Stuhlübungsprogramme

Um eine hervorragende Gesundheit aufrechtzuerhalten, ist körperliche Aktivität erforderlich, insbesondere für ältere Menschen über 70. Das Hinzufügen sozialer Aspekte zu den Trainingsroutinen kann die Motivation, die Einhaltung und das allgemeine Wohlbefinden erheblich steigern, wenn Menschen mit den Problemen des Alterns zu kämpfen haben. Soziale Kontakte, Einbeziehung der Familie und Gruppensitzungen fördern ein Gefühl der Verantwortung, Ermutigung und Zugehörigkeit, das ihren Fitnessverlauf erheblich beeinflussen kann.

Der Wert des sozialen Engagements beim Sport

Soziales Engagement ist ein Grundbedürfnis des Menschen. Ältere Menschen, die sich allein oder isoliert fühlen könnten, sollten hierauf besonders achten. Die Einbeziehung von Familienmitgliedern in Fitnessprogramme oder die Teilnahme an Gruppenübungskursen kann dazu beitragen, eine positive Atmosphäre zu schaffen, die negativem Denken entgegenwirkt. Studien zufolge halten Senioren, die sich an sozialen Aktivitäten beteiligen, eher an ihrem Fitnessprogramm fest und profitieren von den vielen körperlichen und geistigen Gesundheitsvorteilen, die regelmäßige Bewegung bietet.

1. **Erhöhte Motivation:** Das Training mit anderen Menschen kann die Motivation steigern. Im Gruppensetting können sich die Teilnehmer gegenseitig helfen, Herausforderungen teilen und gemeinsam Erfolge feiern. Ältere Menschen können durch diese gemeinsame Erfahrung dazu inspiriert werden, Leid oder Müdigkeit zu überwinden, in dem Wissen, dass ihnen ein Netzwerk der Unterstützung zur Seite steht.

2. **Verbesserte Verantwortlichkeit:** Die Beteiligung der Familie oder Gruppenbildung kann die Verantwortung fördern. Senioren schwänzen seltener eine Unterrichtsstunde oder ein Training, wenn sie wissen, dass andere auf ihr Erscheinen zählen. Dieses Engagement gegenüber anderen kann sie dazu inspirieren, konsequent zu bleiben.

3. **Bessere psychische Gesundheit:** Senioren, die Sport treiben und Kontakte knüpfen, können ihre Depressions- und Einsamkeitsgefühle überwinden. Soziale Interaktionen, Erfahrungsaustausch und Gespräche können die psychische Gesundheit und Stimmung verbessern.

Eine weitere hervorragende Methode, soziale Aspekte in die Stuhlübungsroutinen einzubeziehen, sind seniorenspezifische

Gruppenübungsprogramme. Diese Kurse werden häufig von zertifizierten Lehrern geleitet, die sich der besonderen Bedürfnisse älterer Menschen bewusst sind und die Übungen an unterschiedliche Fitnessniveaus anpassen können.

1. **Verfügbare Sitzungen:** Gemeindezentren, Fitnessstudios und Seniorenwohneinrichtungen bieten eine Reihe von Stuhlübungen an

2. **Eine Community erstellen:** Die regelmäßige Teilnahme an Gruppenaktivitäten fördert den Kontakt zu Gleichaltrigen. Aus diesem Austausch können im Laufe der Zeit Freundschaften entstehen, die auch außerhalb des Fitnessstudios soziale Unterstützung bieten. Zusätzlich zur körperlichen Aktivität können sich Senioren auf den Unterricht freuen, weil sie Freundschaften mit Gleichaltrigen schließen.

3. **Einbindung von Lehrern:** Ausgebildete Lehrkräfte sorgen neben der Übungsleitung für eine einladende Atmosphäre. Sie können Ideen einbringen, Gruppendiskussionen leiten und soziale Elemente in den Unterricht einbringen. Durch die Förderung der Interaktion zwischen Studierenden kann ein engagierter Dozent das Gemeinschaftsgefühl fördern.

Auch die Motivation und Freude der Senioren an Stuhlübungen kann durch die Einbindung der Familienangehörigen deutlich gesteigert werden. Sport wird zu einer Familienaktivität, die den Kameradschaftsgeist fördert, bleibende Erinnerungen schafft und die familiären Bindungen stärkt.

1. **Erstellen einer Fitnessroutine für die Familie:** Familienmitglieder können regelmäßige Trainingseinheiten mit ihren älteren Angehörigen einplanen und so auf unterhaltsame und interessante Weise Fitness in ihren Alltag integrieren. Dieses gemeinsame Engagement stärkt die familiären Bindungen und fördert gesunde Gewohnheiten für künftige Generationen, sei es in Form eines wöchentlichen Stuhlgangs oder eines Trainings zu Hause.

2. **Damit es Spaß macht:** Formelle Übungen sind nicht die einzige Möglichkeit, die Familie einzubeziehen. Neben der Förderung körperlicher Aktivität können unterhaltsame Veranstaltungen wie Tanzpartys, Bewegungsspiele oder einfach nur ein Spaziergang im Park Senioren motivieren. Ziel ist es, die Atmosphäre unterhaltsam und unbeschwert zu halten.

3. **Verständnis und Unterstützung fördern:** Familienmitglieder können die Bedeutung körperlicher Aktivität für den Erhalt von Unabhängigkeit und Gesundheit verstehen, indem sie

sich über die spezifischen Aktivitäten informieren, die ihren
älteren Angehörigen helfen. Aufgrund dieser Informationen
fällt es Senioren möglicherweise leichter, ihre
Fitnessroutinen aufrechtzuerhalten, was das
Einfühlungsvermögen und die Unterstützung verbessern
kann.

4. **Gesunde Gewohnheiten schaffen:** Indem sie ihre Familien in
   die sportlichen Aktivitäten einbeziehen, können Senioren als
   positive Vorbilder für kommende Generationen dienen.
   Durch diese Interaktion können Familienmitglieder zu einem
   aktiveren Leben inspiriert werden, was das allgemeine
   Wohlbefinden der Familie fördert.

Beseitigung von Hindernissen für soziales Engagement

Auch wenn soziale Bewegung viele Vorteile hat, fällt es einigen
Senioren möglicherweise schwer, daran teilzunehmen. Die
Beseitigung dieser Hindernisse ist für die Schaffung eines
einladenden und ermutigenden Umfelds von entscheidender
Bedeutung.

1. **Transportprobleme:** Für viele Senioren kann es schwierig
   sein, zu Gemeindezentren oder Gruppenaktivitäten zu
   gelangen. Familienmitglieder können helfen, indem sie
   Transportmittel bereitstellen oder Heimtrainingseinheiten

organisieren. Senioren können möglicherweise auch über Gemeinschaftsinitiativen einen Transport zu den Kursen erhalten.

2. **Gesundheitsprobleme:** Senioren machen sich möglicherweise Sorgen um ihr körperliches Wohlbefinden und ihre Fähigkeit, an Gruppenübungen teilzunehmen. Es ist wichtig sicherzustellen, dass die Kurse von ausgebildeten Trainern unterrichtet werden, die die Übungen an verschiedene Leistungsniveaus anpassen können. Laut Familienangehörigen sollten Senioren ihren Arzt konsultieren, bevor sie mit einem neuen Trainingsprogramm beginnen.

3. **Angst vor dem Urteil:** In einer Gruppe fühlen sich Senioren möglicherweise unsicher, was ihre Fähigkeiten angeht. Es ist von entscheidender Bedeutung, ein freundliches Arbeitsumfeld zu schaffen, in dem jeder gefördert wird, unabhängig von seinem Fitnessniveau. Die ermutigenden Worte von Lehrern und anderen Teilnehmern können dazu beitragen, diese Bedenken auszuräumen.

4. **Mangelndes Wissen:** Einige ältere Menschen sind sich der verschiedenen Möglichkeiten für Familienübungen oder Gruppensitzungen möglicherweise nicht bewusst. Mundpropaganda von Freunden und Familie, Flyer in

Nachbarschaftszentren und Initiativen zur Öffentlichkeitsarbeit können dazu beitragen, dass sich die Menschen der verfügbaren Möglichkeiten bewusster werden.

Für Senioren über 70 ist das Hinzufügen sozialer Elemente zu Stuhlübungsprogrammen eine großartige Möglichkeit, ihr Fitnesserlebnis zu verbessern. Senioren, die an Gruppenkursen und mit ihren Familien teilnehmen, können Motivation, Verantwortung und ein Gemeinschaftsgefühl finden. Sie können zwischenmenschliche Probleme überwinden und sich über ihre Siege freuen, was ihr allgemeines Wohlbefinden und ihre körperliche Gesundheit verbessert. Senioren können ihre Fitnessroutinen angenehmer, langlebiger und zu einem wesentlichen Teil ihres Lebens machen, indem sie soziale Kontakte knüpfen.

Die Bedeutung Des Aufwärmens

Jedes Fitnessprogramm muss ein Aufwärmen beinhalten, aber es ist besonders wichtig für Senioren, die Stuhlübungen machen. Dabei werden Blutfluss, Herzfrequenz und Muskeltemperatur schrittweise erhöht, um den Körper auf körperliche Aktivität vorzubereiten. Diese Vorplanungsphase steigert nicht nur die Leistung, sondern verringert auch das Verletzungsrisiko. *Im Folgenden besprechen wir den Wert des Aufwärmens, seine Vorteile und wie Sie es in Ihre Trainingsroutine integrieren können:*

1. Vorteile der Physiologie

- **Erhöhte Sauerstoffversorgung und Durchblutung:** Ihre Herzfrequenz erhöht sich beim Aufwärmen, was dazu führt, dass Ihr Körper mehr Blut durch den Körper pumpt. Durch diese erhöhte Durchblutung erhalten die Muskeln mehr Sauerstoff und Nährstoffe, was für eine optimale Funktion unerlässlich ist. Wenn die Muskeln ausreichend Sauerstoff erhalten, können sie effektiver Energie produzieren, was längere Trainingseinheiten ermöglicht. Da es dafür sorgt, dass der Körper körperliche Belastungen sicher aushält, ist das Aufwärmen besonders für ältere Menschen mit möglicherweise eingeschränkter Durchblutung von entscheidender Bedeutung.

● **Erhöhte Muskeltemperatur:** Muskelflexibilität und allgemeine Funktion hängen von einer erhöhten Muskeltemperatur ab, die durch Aufwärmen erreicht wird. Durch die erhöhte Flexibilität der wärmeren Muskeln wird der Bewegungsumfang der Gelenke erhöht und die Steifheit verringert. Davon würden vor allem Senioren profitieren, die aufgrund altersbedingter Veränderungen ihrer Muskulatur und ihres Bindegewebes unter Versteifungen leiden können. Durch die Erhöhung der Flexibilität kann das Aufwärmen den Komfort und die Wirksamkeit von Stuhlübungen für Senioren verbessern.

2. Verletzungen vorbeugen

● **Reduzierung der Muskelbelastung:** Muskelverspannungen gehören zu den gefährlichsten Auswirkungen von körperlicher Betätigung ohne Aufwärmen. Bei kalten Muskeln kommt es häufiger zu Zerrungen und Rissen, was vor allem für ältere Menschen schädlich sein kann. Durch die schrittweise Steigerung der Intensität ihrer Aktivitäten durch Aufwärmübungen können Senioren ihr Verletzungsrisiko senken.

● **Gelenkschmierung:** Durch das Aufwärmen wird die Produktion von Gelenkflüssigkeit gefördert, die die Gelenke schmiert. Dies ist wichtig für die Aufrechterhaltung der Gelenkfunktion und -gesundheit, insbesondere bei älteren Erwachsenen, bei denen Gelenkschmerzen oder Arthritis auftreten können. Damit Stuhltraining sowohl sicher als auch effektiv ist, können sich gut geschmierte Gelenke freier bewegen.

3. Geistige Bereitschaft

● **Psychologische Bereitschaft:** Das Aufwärmen hat einen doppelten Zweck, sowohl für den Geist als auch für den Körper. Es ermöglicht Senioren, sich psychologisch auf ihr Training vorzubereiten und ihre Aufmerksamkeit auf ihre Gesundheitsziele statt auf alltägliche Ablenkungen zu richten. Leichte körperliche Aktivität kann auch Ihre Stimmung heben und das Training weniger einschüchternd und angenehmer machen.

● **Eine Routine erstellen:** Sie können eine dauerhafte Trainingsgewohnheit entwickeln, indem Sie eine Aufwärmroutine einbauen. Es unterstreicht den Wert konsequenter Bewegung, indem es dem Gehirn mitteilt, wann es Zeit ist, sich körperlich zu betätigen. Ein bekanntes

Aufwärmen kann Senioren, denen die Lust fehlt, mit mehr Begeisterung in eine Trainingseinheit zu starten, helfen.

Arten von Aufwärmübungen

Das Bewegen verschiedener Körperteile bei gleichzeitiger zunehmender Reichweite, Geschwindigkeit oder beidem wird als dynamisches Dehnen bezeichnet. Armkreise, Beinschwingungen und Rumpfdrehungen sind nur einige Beispiele. Diese Übungen erhöhen nicht nur die Flexibilität, sondern bereiten den Körper auch auf die spezifischen Bewegungen vor, die für Stuhlübungen erforderlich sind.

1. **Sanftes Cardio:** Der Körper kann mit einfachen Herz-Kreislauf-Übungen wie Seitenbeugen, sitzendem Marschieren und sanften Zehenklopfen aufgewärmt werden. Ohne den Körper übermäßig zu belasten, steigern diese Übungen die Herzfrequenz und die Durchblutung.

2. **Atemtechniken:** Das Einbeziehen tiefer Atemübungen in das Aufwärmen kann zur geistigen und körperlichen Entspannung beitragen. Durch die Erhöhung der Sauerstoffaufnahme und die Verringerung von Angstzuständen schafft tiefes Atmen eine positive Atmosphäre für die nächste Sitzung.

Vorschläge für Senioren

Senioren sollten sich fünf bis zehn Minuten lang aufwärmen und die Intensität mit der Zeit steigern. Ziel ist es, die Muskeltemperatur und die Herzfrequenz ohne großen Aufwand zu erhöhen. Beginnen Sie mit sanften Bewegungen und arbeiten Sie sich zu kräftigeren Bewegungen vor.

Das Aufwärmen sollte je nach Fitnessniveau der jeweiligen Person und eventuellen gesundheitlichen Problemen angepasst werden. Um Beschwerden vorzubeugen, sollten Senioren auf ihren Körper achten und notwendige Veränderungen vornehmen. Menschen mit eingeschränkter Mobilität können von Aufwärmübungen im Sitzen sehr profitieren.

Senioren sollten das Aufwärmen zu einem obligatorischen Bestandteil ihrer Trainingsroutine machen, um alle Vorteile nutzen zu können. Wie bei jedem anderen Training ist Konstanz der Schlüssel zum Aufbau allgemeiner Fitness, Kraft und Flexibilität.

Insbesondere für Senioren, die Stuhlübungen machen, ist das Aufwärmen ein entscheidender Schritt, um den Körper auf das Training vorzubereiten. Durch die Steigerung der Durchblutung, das Aufwärmen der Muskeln, die Verringerung des Verletzungsrisikos und die Förderung der geistigen

Leistungsfähigkeit kann ein richtiges Aufwärmen die Sicherheit und Effektivität eines Trainings deutlich erhöhen. Damit Senioren sicher und effizient trainieren können, sollte das Aufwärmen ein wesentlicher Bestandteil ihres Fitnessprogramms sein.

Zusammenfassend kann man die Bedeutung des Aufwärmens gar nicht genug betonen; Es ist die Grundlage für ein erfolgreiches Training und bildet die Grundlage für mehr Mobilität, Unabhängigkeit und Gesundheit. Senioren, die eine gründliche Aufwärmroutine durchführen, können ihre Fitnessabenteuer mit Freude und Selbstvertrauen beginnen, da sie wissen, dass sie wichtige Schritte unternehmen, um ihren Körper zu schützen und gleichzeitig ihre Gesundheitsziele zu verfolgen.

Einfache Aufwärmübungen Im Sitzen

Aufwärmübungen sind entscheidend, um die Flexibilität zu verbessern, Verletzungen vorzubeugen und den Körper auf anspruchsvollere körperliche Aktivitäten vorzubereiten. Aufwärmübungen im Sitzen können für Senioren, insbesondere über 70-Jährige, eine sichere und effiziente Möglichkeit sein, sich zu bewegen. Durch die Anwendung dieser Technik können Menschen vom Training profitieren, ohne Gefahr zu laufen, sich unwohl zu fühlen oder zu stürzen. Die unten aufgeführten Aufwärmübungen im Sitzen zielen auf verschiedene Muskelgruppen ab, steigern die Durchblutung und verbessern die allgemeine Gesundheit.

1. Marschieren im Sitzen

Zeitrahmen: zwei bis drei Minuten

Eine effiziente Möglichkeit, die Durchblutung der Beine zu verbessern und sich auf andere Übungen vorzubereiten, ist das Gehen im Sitzen.

Anweisungen:

1. Stellen Sie Ihre Füße flach auf den Boden und setzen Sie sich aufrecht auf einen stabilen Stuhl.

2. Heben Sie ein Knie an Ihre Brust und heben Sie den anderen Arm, um den Marsch zu beginnen.
3. Wechseln Sie die Seiten stetig und langsam.
4. Atmen Sie tief durch und achten Sie auf die richtige Haltung.

2. Nackenrollen

Zeitrahmen: ein bis zwei Minuten

Nackenrollen sind ein unverzichtbares Aufwärmprogramm für alle, die viel Zeit im Sitzen verbringen, da sie dabei helfen, Verspannungen in den Schultern und im Nacken zu lösen.

Anweisungen:

1. Nehmen Sie mit entspannten Schultern und aufrechtem Rücken bequem Platz.
2. Lassen Sie Ihr rechtes Ohr sanft auf Ihre rechte Schulter fallen.
3. Lassen Sie Ihr Kinn in Ihre Brust sinken, während Sie Ihren Kopf langsam nach vorne bewegen.
4. Drehen Sie Ihren Kopf weiter nach links, bis sich Ihr linkes Ohr nahe an Ihrer linken Schulter befindet.
5. Setzen Sie die Sequenz fort, indem Sie in die entgegengesetzte Richtung gehen.

3. Schulterrollen

Zeitrahmen: ein bis zwei Minuten

Durch das Training des Schultergürtels verbessern Schulterrollen die Bewegungsfreiheit und lösen Verspannungen.

Anweisungen:

1. Nehmen Sie mit ausgestreckten Armen und geradem Rücken Platz.
2. Heben Sie Ihre Schultern nah an Ihre Ohren und atmen Sie tief ein.
3. Rollen Sie Ihre Schultern nach hinten und unten, während Sie ausatmen.
4. Beginnen Sie nach zehn bis fünfzehn Wiederholungen, Ihre Schultern nach vorne zu bewegen.

4. Armheben im Sitzen

Zeitrahmen: ein bis zwei Minuten

Armheben im Sitzen erhöht die Beweglichkeit der Schulter und erhöht die Durchblutung des Oberkörpers.

1. Stellen Sie Ihre Füße flach auf den Boden und setzen Sie sich hoch auf Ihren Stuhl.
2. Heben Sie beide Arme gerade nach oben und atmen Sie tief ein.
3. Senken Sie Ihre Arme wieder zur Seite und atmen Sie aus.
4. Achten Sie auf Ihre Atmung, während Sie diese Aktion zehn bis fünfzehn Mal ausführen.

5. Rumpfdrehungen

Zeitrahmen: ein bis zwei Minuten

Rumpfdrehungen erhöhen die Flexibilität der Rumpfmuskulatur und die Beweglichkeit der Wirbelsäule.

Anweisungen:

1. Legen Sie Ihre Hände auf die Knie und stellen Sie Ihre Füße flach auf den Boden. Setzen Sie sich aufrecht hin.
2. Atmen Sie tief ein und strecken Sie Ihren Rücken.
3. Stützen Sie sich mit der linken Hand auf Ihr rechtes Knie und drehen Sie Ihren Oberkörper vorsichtig nach rechts, während Sie ausatmen.
4. Kehren Sie nach kurzem Halten in die Mitte zurück.

5. Auf der linken Seite wiederholen.
6. Drehen Sie jede Seite fünf bis zehn Mal.

6. Rotationen des Handgelenks und Knöchels

Zeitrahmen: zwei bis drei Minuten

Rotationen des Handgelenks und Knöchels sind entscheidend für die Förderung der Beweglichkeit und das Aufwärmen der Gelenke.

Anweisungen:

1. Drehen Sie Ihre Handgelenke, indem Sie einen Arm vor sich ausstrecken und die Handfläche nach unten zeigen.
2. Bevor Sie Ihr Handgelenk gegen den Uhrzeigersinn drehen, drehen Sie es zehn bis fünfzehn Sekunden lang im Uhrzeigersinn.
3. Wiederholen Sie den Vorgang am anderen Handgelenk.
4. Drehen Sie Ihren Knöchel zehn bis fünfzehn Sekunden lang im und gegen den Uhrzeigersinn, nachdem Sie einen Fuß etwas vom Boden abgehoben haben. Machen Sie dasselbe mit dem anderen Knöchel.

7. Seitliche Biegungen beim Sitzen

Zeitrahmen: ein bis zwei Minuten

Durch die Dehnung der Muskeln an den Seiten des Körpers verbessern seitliche Beugungen im Sitzen die Flexibilität und lösen Verspannungen.

Anweisungen:

1. Legen Sie Ihre Hände auf Ihre Oberschenkel und setzen Sie sich aufrecht hin, wobei Ihre Füße flach auf dem Boden stehen.
2. Atmen Sie ein und heben Sie Ihren rechten Arm über Ihren Kopf.
3. Spüren Sie eine Dehnung auf Ihrer rechten Seite, während Sie sich nach links neigen und ausatmen.
4. Bewegen Sie sich nach einigen Sekunden des Haltens zurück zur Mitte.
5. Auf der anderen Seite wiederholen.
6. Führen Sie auf jeder Seite 5–10 Wiederholungen durch.

8. Fersenrutschen beim Sitzen

Zeitrahmen: ein bis zwei Minuten

Ohne die Gelenke übermäßig zu belasten, fördern Fersenrutschen die Bewegung des Unterkörpers und beanspruchen die Beine.

Anweisungen:

1. Setzen Sie sich mit geradem Rücken an die Stuhlkante.
2. Halten Sie die Ferse auf dem Boden und strecken Sie ein Bein nach vorne aus.
3. Beugen Sie Ihr Knie und bringen Sie Ihre Ferse sanft wieder näher an Ihren Körper heran.
4. Wiederholen Sie dies zehn bis fünfzehn Mal an jedem Bein.

9. Üben Sie tiefes Atmen

Zeitrahmen: zwei bis drei Minuten

Jede Aufwärmroutine muss tiefes Atmen beinhalten, da es die Sauerstoffzufuhr verbessert und die Ruhe fördert.

Anweisungen:

1. Nehmen Sie mit den Händen auf den Knien einen bequemen Platz ein.
2. Um Ihren Bauch zu erweitern und Ihre Lungen zu füllen, atmen Sie tief durch die Nase ein.
3. Machen Sie eine Pause und halten Sie den Atem an.
4. Lassen Sie Ihren Körper entspannen, während Sie den Atem langsam durch Ihre Lippen ausatmen.
5. Wiederholen Sie die Technik fünf bis zehn Atemzüge lang.

Aufwärmübungen im Sitzen sind ein entscheidender Bestandteil der Fitness, insbesondere für ältere Erwachsene. Diese einfachen, aber effizienten Trainingseinheiten verbessern die Durchblutung und Flexibilität und bereiten den Körper gleichzeitig auf anspruchsvollere Aktivitäten vor. Senioren können von körperlicher Aktivität profitieren und gleichzeitig Komfort und Sicherheit an erste Stelle setzen, indem sie diese Aufwärmübungen im Sitzen in ihre täglichen Routinen integrieren.

Techniken Zur Entspannenden Atmung

Obwohl die Atmung ein lebenswichtiger Aspekt des Lebens ist, unterschätzen viele Menschen ihre Bedeutung für das geistige und körperliche Wohlbefinden. Unsere Atmung beschleunigt sich und wird flacher, wenn wir gestresst oder ängstlich sind, was zu Engegefühl und Unbehagen führt. Andererseits kann der Einsatz spezifischer Atemmethoden die Ruhe fördern, Spannungen abbauen und die allgemeine Gesundheit verbessern. Um älteren Menschen und Menschen jeden Alters dabei zu helfen, sich zu entspannen und zur Ruhe zu kommen, werden in diesem Abschnitt verschiedene praktische Atemtechniken untersucht.

Bevor Sie sich mit bestimmten Techniken befassen, ist es wichtig, die Bedeutung der Atemwahrnehmung zu verstehen. Sich Ihrer Atemmuster bewusst zu sein und zu verstehen, wie diese mit Ihren emotionalen und körperlichen Zuständen zusammenhängen, wird als Atembewusstsein bezeichnet. Sie können Stressfaktoren erkennen und bewusst zu tieferen, beruhigenderen Atemmustern wechseln, indem Sie Ihr Bewusstsein für Ihre Atmung schärfen.

Atemwahrnehmung ist eine nützliche Entspannungstechnik. *Hier sind einige wichtige Dinge, über die Sie nachdenken sollten:*

- Wenn Sie sich auf Ihre Atmung und das Sein im Jetzt konzentrieren, fühlen Sie sich möglicherweise geerdeter und weniger gestresst und überfordert.

- Möglicherweise können Sie Ihre Reaktion auf Stress besser regulieren, wenn Sie wissen, wie Ihre Atmung als Reaktion auf bestimmte Emotionen schwankt.

- Um die durch Stress hervorgerufene Kampf-oder-Flucht-Reaktion zu bekämpfen, kann tiefes, gleichmäßiges Atmen die Entspannungsreaktion des Körpers auslösen.

Entspannungs-Atemtechniken

1. Bauchatmung oder Zwerchfellatmung

Um die Sauerstoffaufnahme zu verbessern, wird bei der Zwerchfellatmung – auch Bauchatmung genannt – Luft tief in die Lunge gesaugt. Durch die Förderung des parasympathischen Nervensystems, das den Körper beruhigt, fördert diese Methode die Entspannung.

Methoden für die Praxis:

1. Wählen Sie eine bequeme Sitz- oder Liegeposition.
2. Legen Sie jeweils zwei Hände auf Ihre Brust und Ihren Bauch.

3. Atmen Sie tief durch die Nase ein und achten Sie darauf, dass Ihre Brust weitgehend still bleibt, während sich Ihr Bauch hebt.
4. Spüren Sie, wie sich Ihr Bauch entspannt, während Sie den Atem langsam durch Ihre Lippen ausatmen.
5. Konzentrieren Sie sich auf das Heben und Senken Ihres Bauches, während Sie dies einige Minuten lang wiederholen.

2. 4-7-8 Einatmen

Die 4-7-8-Atemtechnik wurde von Dr. Andrew Weil mit dem Ziel entwickelt, Entspannung zu fördern und Angstzustände zu reduzieren. Um genaue Zählungen zu erhalten, müssen Sie bei dieser Methode tief einatmen, den Atem anhalten und dann wieder ausatmen.

Methoden für die Praxis:

1. Beginnen Sie damit, eine bequeme Haltung zum Sitzen oder Schlafen zu finden.
2. Schließen Sie vier Mal die Augen und atmen Sie tief durch die Nase ein.
3. Halten Sie den Atem an, bis Sie sieben zählen.
4. Zählen Sie bis acht und atmen Sie langsam und vollständig durch den Mund aus.

5. Wiederholen Sie diesen Zyklus für vier vollständige Atemzüge und erhöhen Sie die Anzahl der Wiederholungen, wenn Sie sich wohler fühlen.

3. Quadratische Atmung oder Box-Atmung

Sport- und Militärangehörige nutzen Box Breathing, eine unkomplizierte, aber effektive Technik, um die Konzentration zu steigern und Stress zu reduzieren. Diese Methode erzeugt einen „Box"-Rhythmus durch gleichmäßiges Einatmen, Anhalten, Ausatmen und Anhalten des Atems.

Methoden für die Praxis:

1. Achten Sie beim bequemen Sitzen auf einen geraden Rücken.
2. Atmen Sie vier Mal tief durch die Nase ein.
3. Halten Sie vier Mal den Atem an.
4. Atmen Sie langsam und viermal tief durch den Mund ein.
5. Halten Sie den Atem an und zählen Sie erneut bis vier.
6. Wiederholen Sie diesen Zyklus einige Minuten lang und achten Sie dabei auf Ihren Atemrhythmus.

4. Abwechselnde Nasenatmung oder Nadi Shodhana

Die abwechselnde Nasenlochatmung oder Nadi Shodhana ist
eine Yoga-Technik zum Ausgleich der Körperenergie und zur
Förderung des geistigen Friedens. Diese Übung kann Ihnen
helfen, sich weniger gestresst zu fühlen und klarer zu denken.

Methoden für die Praxis:

1. Achten Sie beim bequemen Sitzen auf eine gerade
   Wirbelsäule.
2. Verschließen Sie Ihr rechtes Nasenloch mit Ihrem Daumen.
3. Atme tief durch das linke Nasenloch ein.
4. Schließen Sie mit Ihrem rechten Ringfinger Ihr linkes
   Nasenloch und öffnen Sie dann Ihr rechtes Nasenloch.
5. Atmen Sie durch Ihr rechtes Nasenloch aus.
6. Verschließen Sie nach einem tiefen Atemzug das rechte
   Nasenloch mit dem Daumen.
7. Atmen Sie durch Ihr linkes Nasenloch, nachdem Sie es
   losgelassen haben.
8. Machen Sie dies einige Minuten lang weiter und
   konzentrieren Sie sich dabei auf Ihre Atemempfindungen.

5. Atemvisualisierung

Indem Sie Ihre Fantasie anregen, kann Visualisierung in Kombination mit der Atmung Ihnen helfen, sich zu entspannen. Mit dieser Methode können Sie sich auf Ihre Atmung konzentrieren und gleichzeitig eine ruhige Szene visualisieren.

Methoden für die Praxis:

1. Finden Sie eine Position, die sich angenehm anfühlt, und schließen Sie dann die Augen.
2. Atme ein paar Mal tief durch, um deinen Kern zu finden.
3. Stellen Sie sich beim Einatmen einen beruhigenden Farbton oder eine beruhigende Umgebung (z. B. einen ruhigen Strand oder Wald) vor.
4. Stellen Sie sich vor, dass Sie beim Ausatmen Stress und Anspannung in die Atmosphäre entlassen.
5. Machen Sie dies einige Minuten lang weiter, damit Sie vollständig in die Visualisierung eintauchen können.

Die Verwendung verschiedener Atemtechniken zur Entspannung und allgemeinen Gesundheit bietet mehrere Vorteile, wie zum Beispiel:

- **Verminderte Angst und Stress:** Tiefes, langsames Atmen regt das parasympathische Nervensystem an, was Angstzustände und den Cortisolspiegel senkt.

- **Erhöhte Konzentration und Fokus:** Durch die Anwendung achtsamer Atemtechniken können Sie Ihre Konzentration und geistige Klarheit steigern, was Ihnen die Durchführung von Aktivitäten erleichtert.

- **Verbesserte Schlafqualität:** Sie können leichter ein- und durchschlafen, wenn Sie Atemtechniken in Ihre nächtliche Routine integrieren.

- **Bessere körperliche Gesundheit:** Tiefes Atmen fördert den Sauerstofffluss im ganzen Körper, was gut für das Herz und die Vitalität im Allgemeinen ist.

Integrieren Sie diese Atemübungen in Ihre tägliche Praxis, um das Beste daraus zu machen:

- **Üben Sie am Morgen:** Um eine positive Atmosphäre zu schaffen, beginnen Sie jeden Tag mit ein paar Minuten tiefem Atmen.

- **Einsatz in Stresssituationen:** Nehmen Sie sich einen Moment Zeit, um eine der Atemtechniken zu üben, die Ihnen helfen, die Kontrolle wiederzuerlangen, wenn Sie sich überlastet oder unter Druck gesetzt fühlen.

● **Richten Sie eine Entspannungsroutine ein:** Planen Sie jeden Tag Zeit zum Entspannen ein und kombinieren Sie Atemübungen mit anderen beruhigenden Aktivitäten wie Meditation oder sanftem Dehnen.

Atemtechniken sind ein wirksames Mittel, um das allgemeine Wohlbefinden zu steigern, Stress abzubauen und die Entspannung zu fördern. Indem Sie diese Techniken in Ihren Alltag integrieren, können Sie Ihre Belastbarkeit und Ihr Gefühl der Ruhe stärken, was Ihnen die Bewältigung der Herausforderungen des Lebens erleichtert. Es ist von entscheidender Bedeutung, eine Strategie zu finden, die für Sie funktioniert, und sie in Ihre Wellness-Routine zu integrieren, unabhängig davon, ob Sie sich für Zwerchfellatmung, 4-7-8-Atmung, Box-Atmung oder eine andere Methode entscheiden.

KAPITEL 3: EINFACHE STUHLÜBUNGEN FÜR SENIOREN

Für Körperliche Stärke

1. Zehenklopfen im Sitzen

Anweisungen:

1. Setzen Sie sich auf einen Stuhl und stellen Sie Ihre Füße flach auf den Boden.
2. Heben Sie Ihren rechten Fuß an und klopfen Sie mit den Zehen vor Ihnen auf den Boden. Kehren Sie dann in die Ausgangsposition zurück.
3. Wiederholen Sie dies abwechselnd mit dem linken Fuß.

Vorteile:

1. Stärkt die Unterschenkel und verbessert die Knöchelflexibilität.
2. Kontrollierte Bewegungen helfen, Koordination und Gleichgewicht zu verbessern.
3. Stärkt die Unterschenkelmuskulatur, die für alltägliche Aktivitäten wie Gehen benötigt wird.

2. Sitzende Adlerhaltung

Anweisungen:

1. Setzen Sie sich gerade auf Ihren Stuhl, die Füße gerade auf dem Boden.
2. Verschränke deine Arme vor dir, einen unter dem anderen.
3. Beuge deine Ellenbogen und führe deine Hände zusammen. Halten Sie diese Position einige Atemzüge lang.
4. Lassen Sie los und wiederholen Sie den Vorgang auf der anderen Seite.

Vorteile:

1. Beinhaltet eine größere Flexibilität des Oberkörpers und eine größere Bewegungsfreiheit der Schulter.
2. Reduziert die Belastung im oberen Rücken.
3. Steigert Fokus und Konzentration durch achtsame Bewegung.

3. Sitzende Berghaltung

Anweisungen:

1. Setzen Sie sich aufrecht auf einen Stuhl, die Füße flach auf dem Boden und die Hände auf den Knien.
2. Atme tief ein, während du deine Arme hoch hältst und die Handflächen einander zugewandt sind.
3. Halten Sie die Pose einige Atemzüge lang und spüren Sie die Dehnung Ihrer Wirbelsäule.
4. Atme aus und senke dann deine Arme auf die Knie.

Vorteile:

1. Verbessert die Kernkraft und Haltungsstabilität.
2. Erhöht das Bewusstsein für Atmung und Körperausrichtung.
3. Konzentriertes Atmen und Dehnen können dabei helfen, Ängste zu lindern.

4. Sitzende Band-Brustpresse

Anweisungen:

1. Setzen Sie sich aufrecht auf einen stabilen Stuhl, die Füße auf Bodenhöhe und der Rücken gerade.

2. Legen Sie ein Widerstandsband über Ihren Rücken und befestigen Sie es an der Stuhllehne.
3. Halten Sie die Bandgriffe auf Schulterhöhe, die Handflächen zeigen nach vorne und die Ellbogen sind um 90 Grad gebeugt.
4. Atmen Sie aus und schieben Sie die Griffe nach vorne, wobei Sie Ihre Arme vollständig ausstrecken und Ihre Ellbogen leicht gebeugt halten.
5. Halten Sie am Ende der Bewegung inne, atmen Sie ein und kehren Sie kontrolliert in die Ausgangsposition zurück.

Vorteile:

1. Erhöht die Kraft des Oberkörpers durch Stärkung der Brust-, Delta- und Trizepsmuskulatur.
2. Verbessert die Schulterstabilität und funktionelle Beweglichkeit.
3. Verbessert die Körperhaltung durch Stärkung der Brust- und Schultermuskulatur.

5. Bizepscurls im Sitzen

Anweisungen:

1. Setzen Sie sich mit einer Hantel in jeder Hand auf einen Stuhl, die Arme liegen an Ihren Seiten und die Handflächen zeigen nach vorne.
2. Atmen Sie aus, während Sie die Gewichte bis zu Ihren Schultern hochrollen und dabei die Ellbogen nah am Körper halten.
3. Spannen Sie Ihren Bizeps am Höhepunkt der Bewegung an und atmen Sie dann ein, während Sie die Gewichte wieder in ihre Ausgangsposition absenken.

Vorteile:

1. Isoliert und entwickelt den Bizeps, was die Kraft und den Tonus der Arme verbessert.
2. Erhöht die Griffkraft, die für normale Aufgaben erforderlich ist.
3. Verbessert funktionelle Bewegungen und erleichtert Aufgaben wie das Heben von Gütern.

6. Schulterdrücken im Sitzen

Anweisungen:

1. Setzen Sie sich mit einer Hantel in jeder Hand auf Schulterhöhe auf einen aufrechten Stuhl, die Handflächen zeigen nach vorne.
2. Atmen Sie aus und drücken Sie die Hanteln über den Kopf, bis Ihre Arme vollständig ausgestreckt sind.
3. Senken Sie die Gewichte beim Atmen auf Schulterhöhe ab und behalten Sie während der gesamten Übung die Kontrolle.

Vorteile:

1. Erhöht die Kraft der Schultermuskulatur und ermöglicht so eine bessere Beweglichkeit über dem Kopf.
2. Verbessert die Stabilität des Schultergelenks und senkt das Verletzungsrisiko.
3. Fördert die richtige Körperhaltung und die Kraft des Oberkörpers.

7. Seitliche Dehnung im Sitzen

Anweisungen:

1. Setzen Sie sich aufrecht auf einen Stuhl und stellen Sie die Füße flach auf den Boden.
2. Heben Sie Ihren rechten Arm über den Kopf und beugen Sie ihn nach links, bis Sie eine Dehnung entlang Ihrer rechten Seite spüren.
3. Halten Sie einige Atemzüge inne, bevor Sie in die Mitte zurückkehren und auf der anderen Seite fortfahren.

Vorteile:

1. Verbessert die Flexibilität der Wirbelsäule und des Rumpfes.
2. Hilft, Spannungen in den Seiten und im unteren Rückenbereich zu reduzieren.
3. Verbessert die Atemmuster durch Streckung von Brust und Brustkorb.

8. Modifizierte Stuhlkniebeugen

Anweisungen:

1. Setzen Sie sich auf die Kante eines stabilen Stuhls, die Füße hüftbreit auseinander und flach auf dem Boden.

2. Lehnen Sie sich leicht nach vorne und erheben Sie sich von Ihrem Stuhl, wobei Sie Ihre Rumpf- und Beinmuskulatur nutzen.
3. Lassen Sie sich vorsichtig wieder in Ihren Stuhl sinken.

Vorteile:

1. Erhöht die Kraft des Unterkörpers, insbesondere des Quadrizeps, der hinteren Oberschenkelmuskulatur und der Gesäßmuskulatur.
2. Erhöht die funktionelle Mobilität und erleichtert das Aufstehen aus der Sitzposition.
3. Fördert Gleichgewicht und Stabilität.

Für Die Herzgesundheit

1. Sitzend nach vorne gebeugt

Anweisungen:

1. Setzen Sie sich aufrecht auf einen Stuhl und stellen Sie Ihre Füße flach auf den Boden.
2. Atme ein und hebe dann deine Arme hoch.
3. Atmen Sie aus, während Sie sich an den Hüften nach vorne beugen und Ihre Hände auf den Boden senken oder sie auf Ihren Beinen ablegen.
4. Halten Sie einige Atemzüge lang an, lassen Sie dabei Ihren Rücken strecken und Ihren Kopf tief hängen lassen.
5. Atmen Sie ein, um in eine aufrechte Position zurückzukehren.

Vorteile:

1. Verbessert die Flexibilität der Wirbelsäule und der Oberschenkelmuskulatur.
2. Verbessert die Durchblutung im gesamten Körper.
3. Reduziert Stress und fördert die Entspannung.

2. Fuß-zu-Sitz-Pose

Anweisungen:

1. Setzen Sie sich auf einen stabilen Stuhl mit gerader Rückenlehne und geraden Füßen.
2. Heben Sie Ihren rechten Fuß an und stellen Sie ihn auf Ihren linken Oberschenkel.
3. Halten Sie Ihren Rücken gerade und drücken Sie sanft auf Ihr rechtes Knie, um die Dehnung zu verstärken.
4. Halten Sie einige Atemzüge lang an und wechseln Sie dann das Bein.

Vorteile:

1. Erhöht die Flexibilität von Hüfte und Oberschenkel.
2. Erhöht die Durchblutung der Beine und trägt möglicherweise zur Linderung von Steifheit bei.
3. Verbessert die Körperhaltung durch Öffnen der Hüften.

3. Palmen-Pose

Anweisungen:

1. Setzen Sie sich aufrecht auf einen Stuhl, die Füße flach auf dem Boden.
2. Atmen Sie ein, heben Sie die Arme und verschränken Sie die Finger.
3. Greifen Sie bis zur Decke und strecken Sie Ihre Wirbelsäule.
4. Halten Sie einige Atemzüge lang an und senken Sie dann die Arme.

Vorteile:

1. Verbessert die Kraft und Flexibilität des Oberkörpers.
2. Fördert tiefes Atmen, was der Herzgesundheit zugute kommt.
3. Verbessert die Konzentration und das Gleichgewicht, was zu erhöhter Stabilität führt.

4. Dreiecksposition

Anweisungen:

1. Setzen Sie sich auf einen Stuhl, strecken Sie Ihr rechtes Bein zur Seite und stellen Sie Ihren Fuß flach auf den Boden.

2. Heben Sie Ihren linken Arm gerade nach oben und strecken Sie ihn seitlich über Ihr rechtes Bein.
3. Halten Sie einige Atemzüge lang an und wechseln Sie dann die Seite.

Vorteile:

1. Verbessert die Flexibilität der Seitenkörper und die Rumpfstärke.
2. Erhöht die Flexibilität der Beine und Hüften, was die Beweglichkeit verbessert.
3. Fördert tiefes Atmen, was zur Senkung des Blutdrucks beitragen kann.

5. Beinstrecken im Sitzen

Anweisungen:

1. Setzen Sie sich auf die Stuhlkante und stellen Sie die Füße flach auf den Boden.
2. Strecken Sie Ihr rechtes Bein gerade nach vorne und beugen Sie Ihren Fuß.
3. Halten Sie die Stellung einige Sekunden lang gedrückt, bis Sie die Dehnung in Ihrer Wade und Oberschenkelmuskulatur spüren.
4. Senken Sie Ihr Bein und wechseln Sie dann zum linken Bein.

1. Erhöht die Flexibilität der Oberschenkel- und Wadenmuskulatur.
2. Fördert die Durchblutung der Beine, was sich positiv auf die Herzgesundheit auswirkt.
3. Hilft Muskelverspannungen zu reduzieren.

6. Wadendehnungen

Anweisungen:

1. Setzen Sie sich mit geradem Rücken und flachen Füßen auf den Boden.
2. Strecken Sie ein Bein nach vorne, die Ferse auf dem Boden, die Zehen zeigen nach oben.
3. Lehnen Sie sich leicht nach vorne und spüren Sie die Dehnung in Ihrer Wade.
4. Halten Sie einige Atemzüge lang an und wechseln Sie dann das Bein.

Vorteile:

1. Erhöht die Flexibilität und Geschmeidigkeit der Kälber.
2. Verbessert die Durchblutung, die für die Herzgesundheit unerlässlich ist.
3. Es hilft, Krämpfe und Steifheit in den Unterschenkeln zu lindern.

7. Stuhlkniebeuge

Anweisungen:

1. Setzen Sie sich mit hüftbreit auseinander stehenden Füßen an die Stuhlkante.
2. Lehnen Sie sich leicht nach vorne und erheben Sie sich mit den Beinen vom Stuhl, wobei der Rücken gerade bleibt.
3. Um zu sitzen, ohne Ihre Hände zu benutzen, senken Sie sich sanft wieder ab.
4. Mehrmals wiederholen.

Vorteile:

1. Verbessert die Kraft und das Gleichgewicht der Beine.
2. Erhöhte körperliche Aktivität trägt zur Verbesserung der Herzgesundheit bei.
3. Verbessert Koordination und Stabilität.

8. Sitzende Knie-zu-Brust-Pose

Anweisungen:

1. Setzen Sie sich gerade auf Ihren Stuhl, die Füße auf Bodenhöhe.
2. Bringen Sie ein Knie an Ihre Brust und halten Sie es mit beiden Händen.
3. Halten Sie einige Atemzüge lang an, bevor Sie die Beine senken und wechseln.

Vorteile:

Reduziert die Steifheit im unteren Rücken und in den Hüften.
Verbessert die Durchblutung im Unterkörper.
Fördert die Entspannung und reduziert Spannungen.

Für Rollstuhlpatienten

1. Brusterweiterungen im Sitzen

Anweisungen:

1. Setzen Sie sich aufrecht mit geradem Rücken in Ihren Rollstuhl.
2. Halten Sie ein Widerstandsband oder halten Sie Ihre Arme auf Schulterhöhe vor sich ausgestreckt.
3. Ziehen Sie Ihre Arme langsam nach außen, dehnen Sie das Band oder spreizen Sie Ihre Arme seitlich, die Ellbogen leicht gebeugt.
4. Drücken Sie Ihre Schulterblätter zusammen und strecken Sie Ihre Brust.
5. Behalten Sie die Position einige Sekunden lang bei, bevor Sie in die Ausgangsposition zurückkehren.
6. 10–15 Mal wiederholen.

Vorteile:

1. Verbessert die Kraft und Flexibilität des Oberkörpers.
2. Aktiviert die oberen Rücken- und Brustmuskeln und verbessert so die Körperhaltung und Ausrichtung der Wirbelsäule.
3. Erhöht die Lungenkapazität und die Atemeffizienz.

2. Seitliche Armstrecken im Sitzen

Anweisungen:

1. Setzen Sie sich aufrecht in Ihren Rollstuhl, die Füße flach auf den Boden oder die Fußstützen.
2. Heben Sie einen Arm über den Kopf und strecken Sie ihn auf die gegenüberliegende Seite.
3. Halten Sie die Dehnung 15 bis 30 Sekunden lang und spüren Sie sie an Ihrer Seite entlang.
4. Kehren Sie in die Ausgangsposition zurück und wiederholen Sie den Vorgang auf der Gegenseite.
5. Wiederholen Sie dies 5 bis 10 Mal und wechseln Sie dabei die Seite.

Vorteile:

1. Erhöht die seitliche Flexibilität und Bewegung im Rumpf.
2. Hilft Verspannungen im Schulter- und Nackenbereich zu lösen.
3. Fördert tiefes Atmen für Entspannung und geistige Klarheit.

3. Dehnübungen im Sitzen

Anweisungen:

1. Setzen Sie sich aufrecht in Ihren Rollstuhl, die Füße flach auf den Boden.
2. Lehnen Sie sich nach vorne und strecken Sie Ihre Arme nach oben, wobei Sie versuchen, Ihre Zehen oder so weit wie möglich zu erreichen.
3. Halten Sie die Pose einige Sekunden lang und atmen Sie tief durch.
4. Kehren Sie nach und nach in die aufrechte Position zurück.
5. 5–10 Mal wiederholen.

Vorteile:

1. Verbessert die allgemeine Flexibilität und Bewegungsfreiheit.
2. Kontrollierte Bewegung fördert Entspannung und Stressabbau.

4. Kreisen mit erhobenen Armen im Sitzen

Anweisungen:

1. Setzen Sie sich aufrecht in Ihren Rollstuhl, die Füße flach auf den Boden.
2. Strecken Sie Ihre Arme auf Schulterhöhe seitlich aus.
3. Zeichnen Sie zunächst kleine Kreise mit Ihren Armen und vergrößern Sie jeden Kreis schrittweise.
4. Zeichnen Sie 10 Kreise in eine Richtung und wechseln Sie dann in die entgegengesetzte Richtung.
5. Stellen Sie sicher, dass Ihr Kern während der gesamten Aktion beschäftigt ist.

Vorteile:

1. Erhöht die Beweglichkeit und Stabilität der Schulter.
2. Verbessert die Durchblutung der Arme und des Oberkörpers.
3. Es hilft, Steifheit und Stress in den Schultergelenken zu lindern.

5. Überkopfschläge im Sitzen

Anweisungen:

1. Setzen Sie sich aufrecht hin und stellen Sie Ihre Füße fest auf den Boden.
2. Heben Sie Ihren rechten Arm über den Kopf, als wollten Sie nach oben schlagen.
3. Kehren Sie in die Ausgangsposition zurück und wiederholen Sie den Vorgang mit dem linken Arm.
4. Wiederholen Sie dies 10–15 Mal, abwechselnd mit den Armen.

Vorteile:

1. Stärkt die Schultern, Arme und den oberen Brustbereich.
2. Verbessert Koordination und Rhythmus.
3. Verbessert die Herz-Kreislauf-Gesundheit durch Erhöhung der Herzfrequenz während des Trainings.

6. Hüftdehnungen im Sitzen

Anweisungen:

1. Setzen Sie sich aufrecht mit geradem Rücken in Ihren Rollstuhl.
2. Legen Sie einen Knöchel auf das andere Knie.
3. Drücken Sie das angehobene Knie sanft nach unten, um die Dehnung zu verlängern.
4. Halten Sie die Dehnung 15 bis 30 Sekunden lang, bevor Sie das Bein wechseln.
5. Wiederholen Sie 5–10 Dehnübungen auf jeder Seite.

Vorteile:

1. Verbessert die Flexibilität der Hüfte.
2. Es reduziert Stress und Schmerzen im Unterkörper.
3. Verbessert die Durchblutung der unteren Extremitäten.

7. Beinstrecken im Sitzen

Anweisungen:

1. Setzen Sie sich aufrecht hin, mit geradem Rücken und geraden Füßen auf dem Boden.

2. Strecken Sie ein Bein gerade nach vorne aus und halten Sie es parallel zum Boden.

3. Bleiben Sie einige Sekunden in dieser Position, bevor Sie Ihr Bein wieder absenken.

4. Wiederholen Sie dies mit dem anderen Bein.

5. Führen Sie 5–10 Wiederholungen pro Bein durch.

Vorteile:

1. Verbessert die Kraft und Beweglichkeit der Beine.

2. Dehnt die hintere Oberschenkelmuskulatur und die Waden.

3. Verbessert die Koordination und Stabilität des Unterkörpers.

8. Sitzende Drehung

Anweisungen:

1. Setzen Sie sich aufrecht mit flachen Füßen in Ihren Rollstuhl.

2. Drehen Sie Ihren Oberkörper nach rechts und halten Sie dabei mit der rechten Hand die Rückenlehne des Rollstuhls fest.

3. Halten Sie die Position 15–30 Sekunden lang und spüren Sie dabei die Dehnung in Ihrem Rücken.

4. Kehren Sie zur Mitte zurück und wiederholen Sie den Vorgang auf der linken Seite.

5. Wiederholen Sie dies 5 bis 10 Mal und wechseln Sie dabei die Seite.

Vorteile:

1. Erhöht die Flexibilität und Beweglichkeit der Wirbelsäule.
2. Reduziert die Belastung von Rücken und Schultern.
3. Erhöht die Stabilität und Stärke des Rumpfes.

Zur Gewichtsreduktion

1. Sitzende Taubenhaltung

Anweisungen:

1. Setzen Sie sich aufrecht auf Ihren Stuhl, den rechten Knöchel auf dem linken Knie.
2. Atmen Sie ein, um Ihre Wirbelsäule zu strecken, und atmen Sie dann aus, während Sie sich sanft nach vorne beugen und Ihren Rücken gerade halten.
3. Halten Sie den Stand einige Atemzüge lang und spüren Sie dabei die Dehnung in Ihrer Hüfte.
4. Seiten wechseln und wiederholen.

Vorteile:

1. Öffnet die Hüften, was Verspannungen und Beschwerden lindert.
2. Verbessert die Flexibilität des Unterkörpers.
3. Reduziert Anspannung und Angst.

2. Erweiterter Seitenwinkel des Stuhls

Anweisungen:

1. Setzen Sie sich auf die Stuhlkante und stellen Sie die Füße fest auf den Boden.
2. Führen Sie eine seitliche Dehnung durch, indem Sie Ihren rechten Arm über sich ausstrecken und sich nach links neigen.
3. Stützen Sie Ihr linkes Knie mit der linken Hand.
4. Halten Sie einige Atemzüge lang an und spüren Sie die Dehnung in Ihrer Körperseite.
5. Seiten wechseln und wiederholen.

Vorteile:

1. Verbessert die Flexibilität der Wirbelsäule und des Seitenkörpers.
2. Es stärkt den Rumpf und die schrägen Bauchmuskeln.
3. Verbessert Gleichgewicht und Koordination.

3. Beinheben im Sitzen

Anweisungen:

1. Setzen Sie sich aufrecht hin und lehnen Sie den Rücken an den Stuhl.
2. Strecken Sie Ihr rechtes Bein gerade nach vorne aus und halten Sie es parallel zum Boden.
3. Halten Sie die Taste einige Sekunden lang gedrückt, um Ihren Kern zu aktivieren, und lassen Sie ihn dann wieder nach unten fallen.
4. Wiederholen Sie dies 10–15 Mal und wechseln Sie dann zum linken Bein.

Vorteile:

1. Stärkt die Hüftbeuger und den Quadrizeps und steigert den Muskeltonus.
2. Verbessert die Rumpfstabilität und das Gleichgewicht.
3. Hilft Kalorien zu verbrennen und fördert die Gewichtsabnahme.

4. Sitzende Katze-Kuh

Anweisungen:

1. Setzen Sie sich aufrecht hin, stellen Sie die Füße flach auf den Boden und legen Sie die Hände auf die Knie.
2. Atmen Sie ein, krümmen Sie Ihren Rücken und blicken Sie nach oben (Kuhhaltung).
3. Atmen Sie aus, krümmen Sie Ihren Rücken und ziehen Sie Ihr Kinn in Richtung Brust (Katzenhaltung).
4. Wechseln Sie weiterhin 5–10 Atemzüge lang zwischen diesen beiden Positionen.

Vorteile:

1. Verbessert die Flexibilität und Haltung der Wirbelsäule.
2. Reduziert die Belastung von Rücken und Nacken.
3. Fördert Entspannung und Stressabbau.

5. Sitzender Krieger II

Anweisungen:

1. Setzen Sie sich aufrecht auf Ihren Stuhl, die Füße flach auf dem Boden.

2. Strecken Sie Ihr rechtes Bein zur Seite, halten Sie es gerade und beugen Sie Ihr linkes Knie.

3. Heben Sie Ihre Arme parallel zum Boden und untersuchen Sie Ihre rechten Fingerspitzen.

4. Machen Sie eine Pause für ein paar Atemzüge, bevor Sie die Seite wechseln.

Vorteile:

1. Verbessert die Kraft und Stabilität des Unterkörpers.
2. Verbessert die Konzentration und den mentalen Fokus.
3. Öffnet die Hüften und die Brust und verbessert so die allgemeine Flexibilität.

6. Sitzender Sonnengruß

Anweisungen:

1. Setzen Sie sich aufrecht hin, die Hände in der Mitte Ihres Herzens.
2. Atmen Sie ein, während Sie Ihre Arme nach oben heben und Ihre Wirbelsäule strecken.
3. Atmen Sie aus und gehen Sie dann in eine Vorwärtsbeuge.
4. Atmen Sie ein, heben Sie sich wieder in die Ausgangsposition und wiederholen Sie den Zyklus mehrmals.

1. Erhöht das Energieniveau sowohl im Körper als auch im Geist.
2. Verbessert die allgemeine Flexibilität und Durchblutung.
3. Das Atmen fördert Achtsamkeit und Entspannung.

7. Sitzende Vorwärtsbeugehaltung (Paschimottanasana)

Anweisungen:

1. Setzen Sie sich auf die Kante eines stabilen Stuhls, die Füße auf Bodenhöhe und hüftbreit auseinander.
2. Atme tief ein und hebe deine Arme hoch, um deine Wirbelsäule zu strecken.
3. Atmen Sie aus, beugen Sie sich dann nach vorne, beugen Sie die Hüften und greifen Sie nach Ihren Füßen, Schienbeinen oder Knöcheln.
4. Lehnen Sie sich mit gestreckter Wirbelsäule nach vorne, um eine Rundung des Rückens zu vermeiden.
5. Halten Sie die Pose einige Atemzüge lang und spüren Sie dabei die Dehnung Ihrer Oberschenkelmuskulatur und Ihres Rückens.
6. Zum Lösen kehren Sie langsam in eine aufrechte Position zurück.

Vorteile:

1. Steigert die Flexibilität durch Dehnung der Wirbelsäule, der hinteren Oberschenkelmuskulatur und der Schultern.
2. Hilft bei der Linderung von Ängsten und Stress, was die allgemeine psychische Gesundheit verbessert.
3. Verbessert die Verdauung und lindert Schlaflosigkeitssymptome.

8. Sitzende Drehung

Anweisungen:

1. Setzen Sie sich aufrecht auf einen Stuhl und stellen Sie Ihre Füße flach auf den Boden.
2. Atmen Sie ein, um Ihre Wirbelsäule zu strecken, atmen Sie dann aus und drehen Sie Ihren Oberkörper nach rechts, wobei Sie Ihre linke Hand auf Ihrem Knie und Ihre rechte Hand hinter sich auf dem Stuhl halten.
3. Behalten Sie die Drehung einige Atemzüge lang bei und verstärken Sie sie mit jedem Ausatmen.
4. Atmen Sie ein, um zur Mitte zurückzukehren, und wiederholen Sie den Vorgang dann auf der linken Seite.

1. Verbessert die Beweglichkeit und Flexibilität der Wirbelsäule.
2. Massiert die inneren Organe und fördert die Verdauung.
3. Hilft Verspannungen im Rücken und in den Schultern zu lösen.

Zur Verbesserung Der Körperhaltung

1. Sitzender umgekehrter Krieger

Anweisungen:

1. Setzen Sie sich mit weit gespreizten Beinen auf die Stuhlkante.
2. Atmen Sie ein, strecken Sie dann einen Arm über den Kopf und neigen Sie ihn zum anderen Bein.
3. Halten Sie die Position 15 bis 30 Sekunden lang und halten Sie dabei Ihren Körper gestreckt und Ihren Nacken entspannt.
4. Seiten wechseln und wiederholen.

Vorteile:

1. Erhöht die Beinkraft und die seitliche Körperflexibilität.
2. Verbessert das allgemeine Gleichgewicht und die Koordination.
3. Tiefes, bewusstes Atmen hilft, die Lungenkapazität zu erhöhen.

2. Brustöffner im Sitzen

Anweisungen:

1. Setzen Sie sich an die Stuhlkante und stellen Sie Ihre Füße flach auf den Boden.
2. Atmen Sie ein, während Sie Ihre Arme zur Seite heben und Ihre Hände hinter Ihrem Rücken verschränken.
3. Atmen Sie aus und ziehen Sie Ihre Schulterblätter sanft zusammen, um Ihre Brust anzuheben.
4. 15–30 Sekunden lang gedrückt halten und dabei tief einatmen.

Vorteile:

1. Öffnung der Brust und Verbesserung der Körperhaltung.
2. Lindert Steifheit in den Schultern und im oberen Rücken.
3. Verbessert die Atmung durch Erweiterung des Brustbereichs.

3. Sitzende hohe alternative Lehne

Anweisungen:

1. Setzen Sie sich mit den Füßen auf den Boden auf die Stuhlkante.

2. Atmen Sie ein, während Sie beide Arme hochhalten, und atmen Sie dann aus, während Sie sich leicht zur Seite neigen.

3. Halten Sie die Position 15 bis 30 Sekunden lang gedrückt, bevor Sie zur Mitte zurückkehren und die Seite wechseln.

Vorteile:

1. Erhöht die seitliche Flexibilität und streckt die Seiten des Rumpfes.

2. Es fördert die richtige Haltung, indem es die Wirbelsäule streckt.

3. Erhöht die Durchblutung im gesamten Körper.

4. Sitzende Kamelhaltung

Anweisungen:

1. Setzen Sie sich aufrecht auf die Kante eines stabilen Stuhls, die Füße auf Bodenhöhe und schulterbreit auseinander.

2. Atme tief ein, hebe deine Brust und ziehe deine Schultern zurück.

3. Atmen Sie aus, während Sie Ihren Rücken sanft krümmen und nach Ihren Fersen oder dem Stuhl hinter Ihnen greifen.

4. Halten Sie Ihren Nacken flexibel und strecken Sie Ihren Kopf nicht zu weit nach hinten.

5. 15–30 Sekunden lang gedrückt halten und dabei tief einatmen.

Vorteile:

1. Dehnung des Vorderkörpers und Erhöhung der Flexibilität der Wirbelsäule.
2. Stärkt die Rückenmuskulatur, wodurch die Körperhaltung verbessert wird.
3. Erhöht die Lungenkapazität und verbessert die Atemfunktion.

5. Sitzende Happy-Baby-Pose

Anweisungen:

1. Setzen Sie sich auf die Stuhlkante und stellen Sie Ihre Füße flach auf den Boden.
2. Beugen Sie Ihre Knie und heben Sie Ihre Füße vom Boden ab, wobei Sie Ihre Knie in Ihren Händen halten.
3. Ziehen Sie Ihre Knie sanft in Richtung Ihrer Achselhöhlen und halten Sie dabei Ihren Rücken gerade.
4. Halten Sie die Pose 15–30 Sekunden lang und atmen Sie dabei tief ein.

1. Reduziert die Spannung im unteren Rücken und erhöht die Beweglichkeit der Hüfte.
2. Erhöht die Flexibilität im Leisten- und Hüftbereich.
3. Fördert die Entspannung und reduziert Spannungen.

6. Erweiterte Dreieckshaltung

Anweisungen:

1. Sitzen Sie mit gespreizten Beinen und gebeugten Füßen.
2. Atme ein, hebe deine Arme und atme aus, während du dich zu einem Bein, einer Hand auf dem Oberschenkel oder einem Fuß beugst.
3. Strecken Sie den zweiten Arm gerade nach oben und halten Sie Ihren Oberkörper offen.
4. 15–30 Sekunden lang gedrückt halten und dann die Seite wechseln.

Vorteile:

1. Verbessert Gleichgewicht und Koordination.
2. Kräftigt die Beine und streckt die Körperseiten.
3. Erhöht die Flexibilität und reduziert die Spannung der Wirbelsäule.

7. Stuhlwirbelsäulendrehung

Anweisungen:

1. Setzen Sie sich aufrecht auf Ihren Stuhl, die Füße gerade auf dem Boden.
2. Atmen Sie ein, um Ihre Wirbelsäule zu strecken, atmen Sie dann aus und drehen Sie Ihren Oberkörper zur Seite, wobei Sie die Rückenlehne als Stütze nutzen.
3. 15–30 Sekunden lang gedrückt halten und dann die Seite wechseln.

Vorteile:

1. Erhöht die Flexibilität und Beweglichkeit der Wirbelsäule.
2. Reduziert Schmerzen im unteren Rücken durch Förderung der richtigen Ausrichtung.
3. Eine sanfte Bauchmassage verbessert die Verdauung.

Für Flexibilität, Mobilität Und Gleichgewicht

1. Sitzender Salbei 3 Pose

Anweisungen:

1. Setzen Sie sich aufrecht auf Ihren Stuhl und strecken Sie ein Bein gerade nach vorne aus.
2. Behalten Sie eine lange Wirbelsäule bei, indem Sie Ihre Hände zum Fuß Ihres ausgestreckten Beins strecken.
3. 30 Sekunden lang gedrückt halten und dann die Seite wechseln.

Vorteile:

1. Größere Oberschenkelmuskulatur und Länge des unteren Rückens.
2. Verbessert die Flexibilität der Wirbelsäule.
3. Verbessert die Körperhaltung und reduziert Steifheit.

2. Mit breiten Beinen sitzen. Vorwärtsfalten

Anweisungen:

1. Setzen Sie sich mit gespreizten Füßen auf die Stuhlkante.
2. Atmen Sie ein, um Ihre Wirbelsäule zu strecken, atmen Sie dann aus und beugen Sie sich aus der Hüfte nach vorne.
3. Legen Sie Ihre Hände auf den Boden oder Ihre Oberschenkel und halten Sie Ihren Rücken gerade.
4. 30–60 Sekunden lang gedrückt halten.

Vorteile:

1. Streckt die Innenseiten der Oberschenkel und den unteren Rücken.
2. Verbessert die Beweglichkeit der Hüfte.
3. Reduziert die Spannung im Unterkörper und fördert die Entspannung.

3. Sitzende Knie-an-Brust-Pose

Anweisungen:

1. Setzen Sie sich aufrecht auf Ihren Stuhl und stellen Sie die Füße flach auf den Boden.

2. Bringen Sie ein Knie an Ihre Brust und halten Sie es mit beiden Händen.
3. Bringen Sie Ihr Knie vorsichtig näher, während Sie Ihren Rücken gerade halten.
4. 20–30 Sekunden lang gedrückt halten und dann das Bein wechseln.

Vorteile:

1. Verbessert die unteren Rücken- und Hüftbeuger.
2. Verbessert die Beweglichkeit der Hüfte.
3. Reduziert Verspannungen in der unteren Wirbelsäule.

4. Die Pose von König Artus

Anweisungen:

1. Setzen Sie sich aufrecht auf Ihren Stuhl und stellen Sie die Füße flach auf den Boden.
2. Strecken Sie ein Bein gerade nach vorne aus, die Ferse auf dem Boden.
3. Neigen Sie sich von der Hüfte aus langsam nach vorne und greifen Sie dabei nach Ihrem ausgestreckten Fuß, während Sie Ihren Rücken gerade halten.
4. Halten Sie die Dehnung 20–30 Sekunden lang und wechseln Sie dann die Seite.

Vorteile:

1. Erhöht die Flexibilität der Oberschenkelmuskulatur.
2. Stärkt den unteren Rücken.
3. Verbessert die Körperhaltung und reduziert Muskelbelastungen in den Beinen.

5. Sitzende Baumhaltung

Anweisungen:

1. Setzen Sie sich aufrecht auf Ihren Stuhl, die Füße flach auf dem Boden.
2. Heben Sie Ihren rechten Fuß an und legen Sie seine Sohle an die Innenseite des linken Oberschenkels oder der Wade.
3. Heben Sie Ihre Arme und Handflächen zusammen.
4. 20–30 Sekunden lang gedrückt halten und dann das Bein wechseln.

Vorteile:

1. Verbessert Gleichgewicht und Koordination.
2. Es entwickelt die Rumpf- und Beinmuskulatur.
3. Verbessert die Konzentration und das körperliche Bewusstsein.

6. Sitzende gebundene Winkelhaltung

Anweisungen:

1. Setzen Sie sich mit geradem Rücken an die Stuhlkante.
2. Bringen Sie die Fußsohlen zusammen und senken Sie die Knie allmählich zur Seite.
3. Halten Sie Ihre Füße mit den Händen und achten Sie auf eine lange Wirbelsäule.
4. Behalten Sie die Pose 30 Sekunden bis 1 Minute lang bei.

Vorteile:

1. Verbessert die Hüften, die Innenseiten der Oberschenkel und die Leistengegend.
2. Erhöht die Flexibilität der Hüfte.
3. Verbessert die Durchblutung im gesamten Unterkörper.

7. Erweiterte Seitenwinkelhaltung

Anweisungen:

1. Sitzen Sie aufrecht, die Füße weit auseinander und die Zehen zeigen nach vorne.

2. Heben Sie Ihren rechten Arm in den Himmel und legen Sie dann Ihren linken Ellbogen auf Ihren linken Oberschenkel.
3. Strecken Sie sich zur Seite und halten Sie die Brust offen.
4. 20–30 Sekunden lang gedrückt halten und dann die Seite wechseln.

Vorteile:

1. Stärkt die schrägen Bauchmuskeln und Beine.
2. Verbessert die Flexibilität von Hüfte und Wirbelsäule.
3. Verbessert Gleichgewicht und Stabilität.

8. Bauchdrehungen im Sitzen

Anweisungen:

1. Setzen Sie sich aufrecht hin, die Füße flach auf dem Boden.
2. Drehen Sie Ihren Oberkörper nach rechts, während Sie mit den Händen die Seite des Stuhls umfassen.
3. Behalten Sie eine gerade Wirbelsäule bei, während Sie die Drehung mit jedem Ausatmen vertiefen.
4. 20–30 Sekunden lang gedrückt halten und dann die Seite wechseln.

Vorteile:

1. Erhöht die Flexibilität der Wirbelsäule.
2. Verbessert die Verdauung und reduziert Blähungen.
3. Stärkt die Rumpfmuskulatur.

KAPITEL 4: MOTIVATION ERHALTEN UND HINDERNISSE ÜBERWINDEN

Typische Übungshürden Und Wie Man Sie Überwindet

Für Senioren, die ihre Gesundheit erhalten oder verbessern möchten, bietet Bewegung mehrere mentale, emotionale und körperliche Vorteile. Trotz der nachgewiesenen Vorteile haben viele ältere Menschen erhebliche Hürden, sich regelmäßig körperlich zu betätigen. Um aktiv zu bleiben und einen gesünderen, unabhängigeren Lebensstil zu führen, müssen diese Hindernisse erkannt und überwunden werden. *Im Folgenden untersuchen wir einige häufige Hindernisse für die Seniorenfitness und bieten praktikable Möglichkeiten, diese zu überwinden:*

1. Körperliche Einschränkungen

Mit zunehmendem Alter treten häufig körperliche Einschränkungen wie Arthritis, Gelenkschmerzen und Bewegungseinschränkungen auf. Aufgrund dieser Herausforderungen können traditionelle Trainingsformen entmutigend wirken und zu Angst vor Verletzungen oder

Beschwerden führen. Der Beginn eines Fitnessprogramms kann für Senioren, die derzeit mit chronischen Krankheiten zu kämpfen haben, einschüchternd sein.

So überwinden Sie körperliche Einschränkungen

1. Gehen, Schwimmen und Stuhlübungen sind allesamt nützliche, schonende Aktivitäten für Senioren. Diese Trainingseinheiten verbessern Kraft und Flexibilität und reduzieren gleichzeitig die Belastung der Gelenke. Stuhltraining verringert beispielsweise das Verletzungsrisiko, indem es den Benutzern ermöglicht, sich im Sitzen auf mehrere Muskelgruppen zu konzentrieren.

2. Viele Übungen können an bestimmte körperliche Einschränkungen angepasst werden. Beispielsweise kann die Verwendung eines Stuhls zur Unterstützung bei Übungen wie Ausfallschritten oder Kniebeugen deren Intensität verringern, ohne deren Vorteile zu beeinträchtigen. Bei Menschen mit schwerer Arthritis können leichte Bewegungsübungen dazu beitragen, die Steifheit zu reduzieren und die Mobilität zu verbessern.

3. Senioren sollten vor Beginn eines neuen Fitnessprogramms mit ihrem Physiotherapeuten oder Gesundheitsdienstleister

sprechen, um herauszufinden, ob Übungen für ihren Gesundheitszustand geeignet sind.

2. Angst vor Stürzen oder Verletzungen

Bei älteren Menschen ist die Angst vor Verletzungen – insbesondere vor Stürzen – eine große Sorge. Aktivitäten, die Gleichgewicht oder Koordination erfordern, wie etwa das Gehen auf unebenem Gelände, Stehübungen oder Tätigkeiten mit Belastung, können von Menschen vermieden werden, die Angst vor Stürzen haben. Diese Angst führt häufig zu Inaktivität, was das körperliche Wohlbefinden beeinträchtigen und das Risiko von Stürzen aufgrund geschwächter Muskeln erhöhen kann.

Wie man mit Verletzungsangst umgeht:

1. Indem Sie Kraft- und Gleichgewichtstraining in Ihr Trainingsprogramm integrieren, können Sie Ihr Sturzrisiko deutlich reduzieren. Senioren, die sich Sorgen um ihr Gleichgewicht machen, können von Stuhlübungen sehr profitieren. Die Stabilität wird durch die Stärkung der Beine und des Rumpfes durch Übungen wie Beinheben im Sitzen und Märsche im Sitzen erhöht.

2. Um älteren Menschen dabei zu helfen, das Gleichgewicht zu halten und Stürze während des Trainings zu verhindern,

können sie Hilfsmittel wie Stühle, Geländer oder sogar Widerstandsbänder verwenden. Beispielsweise können Stehübungen durch die Verwendung eines Stuhls stabiler gestaltet werden.

3. Es ist wichtig, vorsichtig zu beginnen und mit der Zeit Ihr Selbstvertrauen aufzubauen. Beginnen Sie mit einfachen Übungen mit geringer Intensität und arbeiten Sie sich zu schwierigeren Übungen vor, während Ihre Kraft und Ihr Gleichgewicht besser werden. Wenn ihre Fähigkeiten zunehmen, haben Älteste dank dieses schrittweisen Ansatzes weniger Angst vor Schaden und sind sicherer.

3. Unzureichender Antrieb

Vielen Menschen fällt es schwer, für das Training motiviert zu bleiben. Senioren mangelt es möglicherweise an Motivation, weil sie müde sind, vergangene Misserfolge erlitten haben oder keine schnellen Ergebnisse erzielt haben. Ohne einen gut durchdachten Plan oder fremde Hilfe kann man leicht inaktiv werden.

So gehen Sie mit geringer Motivation um:

1. Um die Motivation aufrechtzuerhalten, müssen kleine, erreichbare Ziele gesetzt werden. Zu den erreichbaren

Zielen, die Ihnen das Gefühl geben, etwas erreicht zu haben, gehören „10 Minuten am Tag laufen" und „jede Woche drei Stuhlübungen machen". Diese Ziele können bei Fortschritten geändert werden, um das Gefühl der Herausforderung und Entwicklung aufrechtzuerhalten.

2. Um motiviert zu bleiben, ist Beständigkeit erforderlich. Ein konsistentes Trainingsprogramm, wie z. B. die Festlegung bestimmter Trainingstage und -zeiten, kann Senioren dabei helfen, Bewegung zu einem Teil ihrer Alltagsroutine zu machen. Dies macht es einfacher, den Schwung beizubehalten, da die mentale Anstrengung, die zu Beginn einer Sitzung erforderlich ist, reduziert wird.

3. Das Training in einer Gruppe oder mit einem Freund oder Verwandten kann das Erlebnis verbessern und Verantwortung fördern. Wenn Sie Ihre Fitnessreise mit anderen teilen, bleiben Sie auf dem richtigen Weg, denn soziale Interaktion ist ein starker Motivator. Seniorenfreundliche Fitnessprogramme, die soziale Kontakte mit Gesundheit verbinden, sind vielerorts verfügbar, entweder vor Ort oder online.

4. Eingeschränkte Verfügbarkeit von Trainingsgeräten und -einrichtungen

Nicht jeder hat Zugang zu speziellen Trainingsgeräten, Fitnessstudios oder Schwimmbädern. Senioren können aufgrund dieser mangelnden Verfügbarkeit davon abgehalten werden, ein Fitnessprogramm zu beginnen oder aufrechtzuerhalten, insbesondere wenn sie das Gefühl haben, dass sie für das Training bestimmte Geräte benötigen.

So gehen Sie mit eingeschränktem Zugriff um:

1. Mit minimaler oder gar keiner Ausrüstung können zahlreiche tolle Trainingseinheiten bequem von zu Hause aus durchgeführt werden. Dehnübungen, Stuhltraining und Körpergewichtsübungen sind hervorragende Beispiele für Aktivitäten, die nur wenig Platz und Ausrüstung erfordern. Um vielfältige Kräftigungs- und Beweglichkeitsübungen durchzuführen, genügen ein stabiler Stuhl und Widerstandsbänder.

2. Es gibt mehrere Websites, die kostengünstige oder kostenlose Trainingsprogramme für Senioren anbieten. Auf diese kann über ein Smartphone, Tablet oder Computer zugegriffen werden, sodass ältere Menschen unter Aufsicht zu Hause trainieren können. Suchen Sie nach Programmen,

die speziell für Senioren entwickelt wurden und deren Anpassungen an unterschiedliche Qualifikationsniveaus angepasst sind.

3. Fitnesskurse für Senioren werden von einer Reihe von Gemeindezentren, Seniorenzentren und Freizeitzentren in der Umgebung kostenlos oder zu einem ermäßigten Preis angeboten. Zu diesen Programmen gehören in der Regel Schwimmen, Wandern oder Gruppenkurse, die eine organisierte Umgebung für die Aufrechterhaltung eines aktiven Lebensstils bieten.

5. Erschöpfung und niedrige Energie

Ältere Menschen haben häufig mit Müdigkeit zu kämpfen, insbesondere wenn sie an Langzeiterkrankungen wie Diabetes oder Herzerkrankungen leiden. Dieser Mangel an Energie könnte dazu führen, dass das Training überwältigend oder schwierig erscheint. Dennoch hat sich gezeigt, dass regelmäßige Bewegung das Energieniveau allmählich steigert, was sie zu einem entscheidenden Bestandteil bei der Bewältigung von Müdigkeit macht.

Wie man mit Erschöpfung umgeht:

1. Für Senioren, die mit Müdigkeit zu kämpfen haben, ist es wichtig, mit kurzen, überschaubaren Aktivitätssitzungen zu beginnen. Wenn sich Ihr Energieniveau verbessert, erhöhen Sie schrittweise die Zeit, die Sie mit Bewegung verbringen, beginnend mit lediglich 5–10 Minuten leichten Aktivitäten wie Übungen im Sitzen oder gemütlichem Gehen.

2. Eine angemessene Ruhepause zwischen den Trainingseinheiten ist ebenso wichtig wie die Aufrechterhaltung der Konstanz. Ältere Menschen können ihre Erschöpfung bei sportlicher Betätigung durch Ruhetage in den Griff bekommen, die ihrem Körper Zeit geben, sich zu erholen und zu regenerieren.

3. Bestimmte Tageszeiten geben manchen Menschen zusätzliche Energie. Senioren sollten morgens, nachmittags oder abends trainieren, wenn sie am aktivsten sind. Dies könnte das Training angenehmer und weniger anstrengend machen.

6. Anhaltende Erkrankungen

Chronische Erkrankungen wie Diabetes, Herzerkrankungen oder Lungenprobleme können dazu führen, dass sportliche

Betätigung riskant oder herausfordernd erscheint. Ältere Menschen verzichten möglicherweise überhaupt auf Sport, da sie nicht wissen, welche körperlichen Aktivitäten für ihre Erkrankung sicher sind.

So gehen Sie mit langfristigen medizinischen Problemen um:

1. Vor Beginn eines Fitnessprogramms ist es wichtig, einen Arzt aufzusuchen, insbesondere bei älteren Patienten mit chronischen Krankheiten. Unter Berücksichtigung etwaiger Einschränkungen oder Risiken für die Gesundheit der Person kann ein Arzt bestimmte Aktivitäten vorschlagen, die sowohl nützlich als auch sicher sind.

2. Regelmäßige Bewegung ist entscheidend für die Linderung der Symptome und die Erhaltung der allgemeinen Gesundheit, auch für ältere Menschen mit chronischen Krankheiten. Dehnübungen, Gehen und Yoga auf dem Stuhl sind Beispiele für Übungen mit geringer Intensität, die dabei helfen können, die Herz-Kreislauf-Gesundheit, Kraft und Flexibilität zu verbessern, ohne den Körper übermäßig zu belasten.

Durch die Beseitigung dieser häufigen Hindernisse können Senioren ihre Mobilität, Gesundheit und Lebensqualität verbessern, indem sie regelmäßige Bewegung in ihr Leben integrieren. Ein aktiveres und erfüllteres Leben kann aus der Überwindung dieser Hindernisse resultieren, sei es durch Anpassungen, soziale Unterstützung oder individuelle Routinen.

Ratschläge, Wie Sie Verantwortungsbewusst Und Motiviert Bleiben

Es kann gelegentlich eine Herausforderung sein, verantwortungsbewusst und motiviert zu bleiben, während man einem Fitnessprogramm folgt, insbesondere für Senioren, die Stuhlübungen machen. Aufgrund von Hindernissen im Leben, gesundheitlichen Problemen oder einfach nur Energiemangel kann es schwierig sein, aktiv zu bleiben. Wenn Sie jedoch die richtige Einstellung und die richtigen Strategien haben, ist es sowohl erreichbar als auch erfüllend, Ihre Fitnessziele auf dem richtigen Weg zu halten. Sehen wir uns einige praktikable Strategien an, die Senioren helfen können, ihre Motivation und Verantwortungsbewusstsein aufrechtzuerhalten, während sie Stuhlübungen zur Verbesserung ihrer Gesundheit nutzen.

1. Legen Sie erreichbare und eindeutige Ziele fest

Eine der besten Möglichkeiten, motiviert zu bleiben, besteht darin, sich klare, erreichbare Ziele zu setzen. Die Festlegung spezifischer Ziele für Ihre Fitnessreise gibt Ihnen Fokus und Orientierung. Diese Ziele sollten machbar und Ihrem Fitnessniveau angemessen sein. Streben Sie beispielsweise dreimal pro Woche 15 Minuten Bewegung an, wenn Sie gerade erst mit Stuhlübungen beginnen. Erhöhen Sie die Länge oder Intensität schrittweise, während Sie vorankommen.

Es ist wichtig, keine unrealistischen Ziele zu setzen, da diese zu Schaden oder Unzufriedenheit führen könnten. Unterteilen Sie hohe Ziele in überschaubare Benchmarks. Das Erreichen eines dieser Ziele gibt Ihnen ein Erfolgserlebnis und motiviert Sie, weiterzumachen.

2. Überwachen Sie Ihren Fortschritt

Die Überwachung Ihrer Fortschritte ist wichtig, um Verantwortung zu übernehmen. Wenn Sie die Ergebnisse Ihrer harten Arbeit sehen, verspüren Sie ein Erfolgserlebnis und sind motiviert, weiterzumachen. Eine gute Möglichkeit, Ihr Training zu dokumentieren, besteht darin, ein Fitness-Notizbuch zu führen, in dem Sie die von Ihnen durchgeführten Übungen, Ihre Gefühle während der Sitzung und alle Verbesserungen Ihrer Kraft, Flexibilität oder Ausdauer notieren können.

Auch für manche ältere Menschen sind digitale Fitnessmonitore hilfreich. Diese Geräte können Ihre Herzfrequenz während des Trainings sowie Ihre Aktivität und Ihren Kalorienverbrauch überwachen. Das Aufzeichnen Ihrer Fortschritte, sei es mithilfe eines herkömmlichen Notizbuchs oder einer technischen Methode, kann als starker Motivator dienen.

3. Richten Sie eine Routine ein

Um dauerhafte Gewohnheiten zu entwickeln, ist es wichtig, ein regelmäßiges Trainingsprogramm zu erstellen. Da Übungen bereits in Ihrem Kalender eingeplant sind, entfällt durch die Routine die Notwendigkeit, jeden Tag zu entscheiden, ob Sie sie durchführen möchten. Wie bei jedem anderen Termin ist es auch hier sinnvoll, das Stuhltraining auf bestimmte Tage und Uhrzeiten zu planen und diese einzuhalten.

Sie können Ihr Training beispielsweise montags, mittwochs und freitags direkt nach dem Frühstück planen. Ein Zeitplan kann Ihrer Woche Struktur und ein Gefühl von Routine verleihen, was es einfacher macht, ihn einzuhalten, insbesondere an Tagen, an denen Sie sich nicht sehr motiviert fühlen. Wenn Sie konsequent sind, wird Ihre Trainingsroutine irgendwann zu einem natürlichen Teil Ihres Alltags.

4. Viel Spaß

Training muss nicht schwierig sein. Ein unterhaltsames Stuhltraining ist eine Möglichkeit, motiviert zu bleiben. Dies kann erreicht werden, indem Sie Ihre Lieblingsaktivitäten kombinieren oder kleine Änderungen vornehmen, um die Dinge interessant zu halten. Spielen Sie beispielsweise beim Training

Ihre Lieblingsmusik oder Ihr Lieblingshörbuch ab. Wenn Sie Musik hören, fühlen Sie sich engagierter und enthusiastischer bei Ihrem Training, was einen erheblichen Einfluss auf Ihre Stimmung und Ihr Energieniveau hat.

Sie könnten auch versuchen, in einer anderen Umgebung zu trainieren. Machen Sie Ihre Stuhlübungen nach Möglichkeit draußen an einem sonnigen Tag. Ein Tapetenwechsel und etwas frische Luft können Sie inspirieren und das Erlebnis noch mehr wertschätzen. Um die Motivation langfristig aufrechtzuerhalten, kann es entscheidend sein, Wege zu finden, Freude und Spannung in Ihre Trainingsroutine zu bringen.

5. Bitten Sie Freunde und Familie um Hilfe

Die Unterstützung anderer kann die Belastung, Verantwortung zu übernehmen, erheblich erleichtern. Wenn Sie keine Lust auf Training haben, kann die Einbeziehung von Freunden, Familie oder sogar einem Trainingspartner Ihnen dabei helfen, inspiriert und motiviert zu bleiben. Entweder persönlich oder virtuell per Videoanruf können Sie einen Freund oder Verwandten bitten, mit Ihnen an Ihren Stuhlübungen teilzunehmen. Die Zusammenarbeit mit anderen kann mehr Spaß machen und weniger wie eine einmalige Anstrengung wirken, indem man daraus ein gesellschaftliches Ereignis macht.

Wenn Sie mit einem geliebten Menschen über Ihre Gesundheitsziele sprechen, können Sie möglicherweise auch Verantwortung übernehmen. Sie können Ihnen ermutigendes Feedback geben und routinemäßige Check-ins durchführen, um zu sehen, wie Ihr Training läuft. Möglicherweise sind Sie motivierter, konsequent zu bleiben, wenn Sie wissen, dass jemand anderes hart für Ihren Erfolg arbeitet.

6. Belohnen Sie sich

Eine weitere gute Strategie zur Aufrechterhaltung der Motivation besteht darin, sich für das Erreichen von Zielen oder das Beenden von Übungen zu belohnen. Diese Belohnungen müssen nicht teuer sein; Sie können so einfach sein, wie Zeit mit einem Hobby zu verbringen, das Ihnen Spaß macht, oder Ihren Lieblingssnack zu genießen. Das Ziel besteht darin, eine Verbindung zwischen Ihren Erfolgen und positiven Erfahrungen herzustellen.

Gönnen Sie sich zum Beispiel nach einer Woche regelmäßiger Stuhlübungen ein entspannendes Bad oder schauen Sie sich Ihre Lieblingsfernsehsendung an. Diese bescheidenen Anreize können eine positive Rückkopplungsschleife erzeugen und Ihr Engagement für Ihre Trainingspraxis verstärken. Das Feiern Ihres Sieges, egal wie bescheiden er auch sein mag, kann Ihnen helfen, glücklich und motiviert zu bleiben.

7. Konzentrieren Sie sich auf die Vorteile

Es ist leicht, den Grund aus den Augen zu verlieren, warum man überhaupt mit dem Training begonnen hat, insbesondere an Tagen, an denen man sich nicht besonders energiegeladen oder inspiriert fühlt. Um dem entgegenzuwirken, erinnern Sie sich regelmäßig an die Vorteile von Stuhlübungen. Ob es darum geht, Ihre Mobilität, Flexibilität oder Ihr geistiges Wohlbefinden zu verbessern, die Konzentration auf die positiven Auswirkungen trägt dazu bei, Ihre Begeisterung zu erneuern.

Bewahren Sie eine Liste mit den Gründen, warum Sie Sport treiben, an einem gut sichtbaren Ort auf, beispielsweise an Ihrem Kühlschrank oder Badezimmerspiegel. Diese visuelle Erinnerung dient als täglicher Anstoß, damit Sie sich auf Ihr „Warum" konzentrieren und eine gute Einstellung zu Ihrem Fitnesspfad bewahren.

8. Passen Sie sich an Widrigkeiten an

Aufgrund der Verantwortung im Leben kann es manchmal eine Herausforderung sein, ein Fitnessprogramm aufrechtzuerhalten. Herausforderungen sind unausweichlich, egal ob sie mit der Gesundheit, einem engen Zeitplan oder einem Mangel an Energie zusammenhängen. Um die Motivation und

Verantwortung aufrechtzuerhalten, ist es wichtig, zu lernen, sich anzupassen. Wenn Sie ein oder zwei Tage Sport auslassen, seien Sie nicht zu streng mit sich selbst; Fangen Sie einfach dort an, wo Sie aufgehört haben.

Flexibilität ist von entscheidender Bedeutung, insbesondere wenn Sie die Höhen und Tiefen des Lebens durchleben. Wenn Sie Ihrer typischen Routine nicht gewachsen sind, können Sie die Übungen anpassen oder eine kürzere Sitzung absolvieren. Das Entscheidende ist, in Bewegung zu bleiben, wenn auch mit reduziertem Tarif. Wenn Sie anpassungsfähig sind, können Sie kurzfristige Hindernisse überwinden und Ihr Tempo beibehalten.

9. Treten Sie einem Fitnessclub für Senioren bei

Die Teilnahme an einem Online- oder Präsenzkurs oder Club für Senioren kann ein Gefühl der Kameradschaft vermitteln und Ihnen helfen, den Zeitplan einzuhalten. Für viele Senioren sorgt die Zugehörigkeit zu einer Gruppe dazu, dass sie engagiert und motiviert bleiben. In Gruppensituationen werden soziale Interaktion, Unterstützung und ein gemeinsames Ziel ermöglicht. Es ist einfacher, zu erscheinen und die Arbeit einzureichen, wenn Sie wissen, dass andere sich Ihnen anschließen.

Heutzutage bieten Online-Plattformen eine Vielzahl an Fitnessprogrammen speziell für Senioren an, darunter auch Stuhltraining. Durch Anleitung und Disziplin helfen Ihnen diese Sitzungen dabei, auf Kurs zu bleiben und andere zu treffen, die Ihre Fitnessziele teilen.

10. Stellen Sie sich vor, Sie wären erfolgreich

Eines der wichtigsten Werkzeuge zur Aufrechterhaltung der Motivation ist die Visualisierung. Nehmen Sie sich jeden Tag ein paar Momente Zeit, um zu sehen, wie Sie Ihre Fitnessziele erreichen, egal ob es darum geht, Gewicht zu verlieren, stärker zu werden oder Ihre Mobilität wiederzuerlangen. Wenn Sie sich vorstellen, dass Sie in Zukunft die Vorteile konsequenter körperlicher Betätigung genießen werden, ermutigt Sie das, weiterzumachen, auch wenn es scheinbar langsam vorangeht.

Indem Sie sich auf die positiven Ergebnisse konzentrieren, die Sie erreichen möchten, erstellen Sie ein mentales Bild, das Ihre Entschlossenheit stärkt. Indem Sie Ihren langfristigen Zielen einen konkreteren und erreichbareren Sinn verleihen, kann Ihnen diese hoffnungsvolle Vision dabei helfen, Ihre Motivation aufrechtzuerhalten.

Die Aufrechterhaltung der Motivation und des Verantwortungsbewusstseins ist in jedem Fitnessprogramm von entscheidender Bedeutung, insbesondere für Senioren, die ihre Gesundheit durch Stuhlübungen verbessern möchten. Mit den richtigen Strategien können Sie Hindernisse überwinden, konsequent bleiben und Ihre Fitnessziele erreichen und dabei Spaß haben.

Leistungen Würdigen

Eine gute Möglichkeit, auf Ihrer Fitnessreise motiviert zu bleiben, besteht darin, Ihre Erfolge anzuerkennen und zu feiern, egal wie klein sie sind. Das Setzen von Zielen hilft Ihnen, motiviert zu bleiben und fördert Verhaltensweisen, die zu langfristigem Erfolg führen, unabhängig davon, ob Sie Stuhlübungen nutzen, um Ihre Mobilität zu erhöhen, Gewicht zu reduzieren oder Ihre Unabhängigkeit wiederzugewinnen.

Neben den gesundheitlichen Vorteilen gibt es noch weitere Gründe, Ihre Fitnesserfolge zu feiern. Es ist von entscheidender Bedeutung, den emotionalen und mentalen Antrieb aufrechtzuerhalten, der für nachhaltige Erfolge erforderlich ist. *Aus diesem Grund ist es wichtig, Meilensteine zu würdigen:*

1. **Steigert die Motivation:** Wenn Vorteile, insbesondere im Fitnessbereich, erst nach einiger Zeit sichtbar werden, kann die Motivation nachlassen. Wenn Sie sich selbst für kleine Erfolge belohnen, beispielsweise wenn Sie eine Woche lang Stuhlübungen absolviert haben oder eine bessere Körperhaltung erreicht haben, bleiben Sie motiviert, weiterzumachen.

2. **Steigert das Selbstvertrauen:** Viele ältere Menschen beginnen ihre Fitnessreise mit Zweifeln an ihren Fähigkeiten,

insbesondere wenn sie jahrelang nicht trainiert haben oder sich von einer Krankheit erholen. Das Feiern jeder Leistung zeigt, dass Sie in der Lage sind, zu wachsen und sich weiterzuentwickeln. Wenn Sie sehen, dass Sie bei neuen Dingen Erfolg haben oder Ihre Ziele erreichen, steigt Ihr Selbstvertrauen.

3. **Verstärkt positives Verhalten:** Sie können sich für Ihre Bemühungen belohnen, indem Sie Ihre Erfolge anerkennen. Dadurch entsteht eine positive Rückkopplungsschleife, die Ihre Wahrscheinlichkeit erhöht, an Ihrer Gewohnheit festzuhalten, indem Sie harte Arbeit mit großartigen Gefühlen verbinden.

4. **Verbessert die psychische Gesundheit:** Durch sportliche Betätigung werden Endorphine freigesetzt, die auf natürliche Weise die Stimmung heben, aber die Anerkennung und der Applaus für Erfolge machen noch mehr Freude. Die Anerkennung Ihrer Leistungen fördert Ihre geistige Gesundheit und lindert Irritationen, die entstehen können, wenn Sie nicht sofort Ergebnisse sehen.

5. **Verhindert Burnout:** Wenn Ziele weit entfernt oder der Weg vor uns lang erscheint, verlieren viele Menschen die Hoffnung. Sie können einem Burnout vorbeugen, indem Sie Ihre Trainingsreise in kleinere, leichter durchführbare

Schritte unterteilen. Sie können verhindern, dass Sie sich überfordert fühlen, indem Sie Ihre Fortschritte in jeder Phase anerkennen und wertschätzen.

Realistische Ideen Zur Würdigung Des Erfolgs

Der nächste Schritt nach der Anerkennung Ihrer Erfolge besteht darin, sich zu freuen. *Hier sind ein paar konstruktive und gesunde Methoden, um Ihre Erfolge zu feiern:*

1. **Setzen Sie sich Miniziele und gönnen Sie sich:** Teilen Sie Ihre Hauptübungsziele in überschaubarere Benchmarks auf. Bieten Sie sich beispielsweise am Ende jeder Woche eine kleine Belohnung an, etwa ein neues Buch, einen freien Tag oder Ihre liebste gesunde Leckerei, wenn Ihr Ziel darin besteht, eine 30-tägige Stuhlübungs-Challenge zu absolvieren.

2. **Erstellen Sie ein Fortschrittsjournal:** Dokumentieren Sie Ihre täglichen oder wöchentlichen Erfolge in einem Tagebuch. Notieren Sie nach dem Training Ihre Gefühle, nehmen Sie alle notwendigen Anpassungen vor und denken Sie über Ihre Erfolge nach. Wenn Sie die Motivation am meisten brauchen, kann Ihnen das Durchblättern Ihres Tagebuchs großen Auftrieb geben.

3. **Feiern Sie mit anderen:** Es kann befriedigend sein, Ihre Erfolge mit Ihren Lieben, Freunden oder einem Fitnesscenter zu teilen. Dies hilft Ihnen, sich auf Ihre Ziele zu konzentrieren und schafft ein unterstützendes Netzwerk um Sie herum.

Vielleicht inspirieren Sie sogar andere, ihre Fitnessreise zu beginnen.

4. **Machen Sie Fortschrittsbilder oder -videos:** Es kann motivierend sein zu sehen, wie weit man gekommen ist. Machen Sie Fotos oder Videos von sich selbst beim Training an verschiedenen Punkten Ihrer Reise. Sie werden an Ihre Fortschritte erinnert, wenn Sie Veränderungen in Ihrer Kraft, Flexibilität oder Körperhaltung beobachten.

5. **Gönnen Sie sich Fitnessgeräte:** Denken Sie darüber nach, sich mit neuer Trainingsausrüstung zu belohnen, wenn Sie wichtige Meilensteine in Ihrem Leben erreichen. Mit neuen Schuhen, Widerstandsbändern oder bequemer Trainingskleidung könnte sich Ihre Trainingsroutine frischer und spannender anfühlen.

6. **Vereinbaren Sie einen besonderen Ausflug:** Feiern Sie Ihre Erfolge, indem Sie an einer unterhaltsamen und gesunden Aktivität teilnehmen. Ein ruhiger Spa-Tag, ein Familienausflug in den Park oder ein Spaziergang in der Natur könnten in diese Kategorie fallen. Eine der besten Möglichkeiten, die angenehmen Emotionen, die mit Ihrer harten Arbeit verbunden sind, zu verstärken, besteht darin, etwas zu tun, das Ihnen Freude bereitet.

7. Betrachten Sie das Gesamtbild: Manchmal ist es die schönste Art zu feiern, einfach innezuhalten und über das Gesamtbild nachzudenken. Geben Sie sich selbst die Ehre, Verantwortung für Ihre Gesundheit übernommen zu haben, und erkennen Sie Ihre Fortschritte auf allen Ebenen an – körperlich, geistig und emotional. Bedenken Sie, dass das Streben nach Gesundheit ein lebenslanges Unterfangen ist und jede Errungenschaft ein Grund zum Feiern ist.

Das Feiern Ihrer Erfolge macht Ihre Fitnessreise nicht nur angenehmer, sondern trägt auch dazu bei, langfristigen Erfolg zu garantieren. Es ist wahrscheinlicher, dass Sie Ihre Ziele erreichen, wenn Sie sich für Ihre Leistungen und Ihre harte Arbeit belohnen. Dadurch entsteht ein nie endender Kreislauf aus Motivation, Entwicklung und Erfüllung.

Ganz gleich, wie groß oder klein das Feiern Ihrer Erfolge ist, gibt Ihnen den Antrieb, angesichts der Herausforderungen weiterzumachen.

ABSCHLUSS

Während sich dieses Meisterwerk dem Ende nähert, ist es wichtig, sich einen Moment Zeit zu nehmen, um über alles nachzudenken, was Sie bisher gelernt und erreicht haben. Auch wenn Stuhlübungen einfach erscheinen, können sie einen großen Einfluss auf Ihre allgemeine Gesundheit und Ihr Wohlbefinden haben. Durch die Einhaltung dieser Routinen haben Sie einen bedeutenden Schritt in Richtung eines besseren, aktiveren und unabhängigeren Lebensstils gemacht.

Die Bedeutung der Beständigkeit gehört zu den wichtigsten Lehren, die man aus diesem Buch ziehen kann. Ganz gleich, ob Sie Ihre Körperhaltung verbessern, Ihre Flexibilität und Beweglichkeit steigern, körperliche Stärke erlangen oder Gewicht verlieren möchten, Konstanz ist der Schlüssel. Mit zunehmendem Alter können Stuhlübungen Ihnen dabei helfen, Ihre körperliche Leistungsfähigkeit zu erhalten und möglicherweise zu verbessern. Sie wissen jetzt, wie Sie Fitness zu einem festen Bestandteil Ihres Lebens machen können, indem Sie diese Workouts in Ihren Alltag integrieren.

Sport ist mehr als nur Muskelaufbau, insbesondere wenn wir älter werden. Es geht auch darum, Ihre Mobilität, Freiheit und allgemeine Lebensqualität zu erhalten. Das Erlernen der

Übungen in diesem Buch ist der erste Schritt; Der nächste Schritt besteht darin, sie weiter zu praktizieren. Zu den langfristigen Vorteilen gehört die schrittweise Verbesserung Ihrer Kraft, Flexibilität, Ihres Gleichgewichts und Ihrer allgemeinen Fitness.

Da ihr Stoffwechsel und ihre körperliche Aktivität mit zunehmendem Alter schwanken, fällt es vielen Senioren schwer, ein gesundes Gewicht zu halten. Die Stuhlübungen in diesem Buch sind eine nützliche und sichere Möglichkeit, Ihnen beim Erreichen Ihrer Abnehmziele zu helfen. Diese Übungen verbrennen nicht nur Kalorien, sondern erhöhen auch den Muskeltonus, was mit der Zeit den Stoffwechsel ankurbeln kann.

Das Ziel der Gewichtsabnahme ist die Verbesserung Ihrer gesamten Gesundheit, nicht nur Ihres Aussehens. Übergewicht kann zu Mobilitätsproblemen führen, das Risiko für Herzerkrankungen erhöhen und Ihre Gelenke zusätzlich belasten. Sie haben sich die Möglichkeit gegeben, diese Gesundheitsprobleme zu bekämpfen und Ihr allgemeines Wohlbefinden zu verbessern, indem Sie die im Buch empfohlenen Stuhlübungsprogramme anwenden. Denken Sie daran, dass jedes Training zur Entwicklung eines gesünderen Körpers beiträgt und dass auch kleine Anstrengungen zählen.

Einer der wichtigsten Aspekte des Lebens im Alter ist die Unabhängigkeit. In unserer Jugend halten wir die Fähigkeit, frei zu reisen, alltägliche Aufgaben problemlos zu erledigen und uns nach unseren Vorstellungen in der Welt zurechtzufinden, oft für selbstverständlich. Viele ältere Menschen befürchten jedoch, ihre Unabhängigkeit zu verlieren, wenn ihre Mobilität nachlässt.

Der Zweck der Aktivitäten in diesem Buch besteht darin, Ihnen dabei zu helfen, Ihre Freiheit wiederzugewinnen und zu bewahren. Sie haben die besten Chancen, Ihr Leben so weiterzuleben, wie Sie es für richtig halten, wenn Sie an der Verbesserung Ihrer Kraft, Ihres Gleichgewichts und Ihrer Flexibilität arbeiten. Wenn Ihre Muskeln stärker und koordinierter werden, werden einfache Aufgaben wie das Aufstehen von einem Stuhl, das Greifen nach Gegenständen und das Treppensteigen einfacher. Obwohl diese Stuhlübungen einfach und wirkungsarm sind, können sie Ihre funktionelle Fitness erheblich verbessern, sodass Sie Ihren Lieblingsaktivitäten selbstständig nachgehen können.

Die Anpassungsfähigkeit von Stuhlübungen ist einer ihrer größten Vorteile. Das Stuhltraining kann individuell an Ihr aktuelles Fitnessniveau angepasst werden, unabhängig davon, wie lange Sie schon trainieren oder wie neu Sie sind. Sie sind daher eine hervorragende Option für Senioren mit unterschiedlichen Fähigkeiten. Ich habe im gesamten Buch Anpassungen und Modifikationen vorgenommen, um sicherzustellen, dass jeder trotz körperlicher Einschränkungen teilnehmen kann.

Zielgruppe der Aktivitäten in diesem Buch sind Rollstuhlfahrer und Personen mit eingeschränkter Mobilität. Sie betonen wichtige Bereiche wie Herz-Kreislauf-Gesundheit, Flexibilität und Kraft des Oberkörpers. Dank dieser Übungen, die für ein tolles Training im Sitzen konzipiert sind, kann jeder von einem konsistenten Fitnessprogramm profitieren.

Denken Sie daran, dass es akzeptabel ist, langsam zu beginnen und die Intensität im Laufe der Zeit schrittweise zu steigern, wenn Sie jemals das Gefühl haben, dass ein bestimmtes Training zu anstrengend ist. Wachstum, nicht Perfektion ist das Ziel. Achten Sie auf Ihren Körper, verstehen Sie Ihre Grenzen und passen Sie Ihr Trainingsprogramm entsprechend an. Stuhltraining ist großartig, weil es mit zunehmender Kraft und Beweglichkeit mit Ihnen Fortschritte machen kann.

Für jede Fitness-Quest gibt es einzigartige Herausforderungen. Es ist wichtig zu erkennen, dass Hindernisse ein normaler Teil des Prozesses sind, egal ob es darum geht, Zeit zum Training zu finden, gesundheitliche Probleme zu bewältigen oder die Motivation angesichts von Schwierigkeiten aufrechtzuerhalten. Das Geheimnis besteht darin, weiterzumachen, auch wenn es schwierig wird.

Einer der motivierendsten Aspekte von Stuhlübungen ist die Art und Weise, wie sie das Gemeinschaftsgefühl fördern. Stuhlübungen sind bei Senioren auf der ganzen Welt beliebt geworden, um mit Menschen in Kontakt zu treten, die ihre Ziele teilen und ihre Gesundheit verbessern. Auf dieser Reise sind Sie nicht allein. Denken Sie daran, dass Sie Teil eines unterstützenden Netzwerks von Menschen sind, die auf die gleichen Ziele hinarbeiten, egal ob Sie lokale Kurse besuchen, an Online-Organisationen teilnehmen oder einfach Ihren Freunden und Ihrer Familie von Ihren Erfolgen erzählen.

Betrachten Sie dieses Buch als einen Neuanfang, wenn Sie es zu Ende gelesen haben. Von den erlernten Gewohnheiten und Übungen werden Sie für den Rest Ihres Lebens enorm profitieren. Es ist ein kontinuierlicher Prozess, der zu mehr Mobilität, Unabhängigkeit und Gesundheit führt.

Mit diesen Stuhlübungen haben Sie Kraft, Selbstvertrauen und Gewohnheiten entwickelt, die Ihnen in den kommenden Jahren helfen werden. Ganz gleich, ob Ihr Ziel darin besteht, im Alter aktiv zu bleiben, Ihre Mobilität zu verbessern oder Ihr aktuelles Fitnessniveau aufrechtzuerhalten, das Wissen in diesem Buch wird Sie befähigen, die Verantwortung für Ihre Gesundheit zu übernehmen.

Ziehen Sie im weiteren Verlauf immer dann auf dieses Buch zurück, wenn Sie Rat, Inspiration oder Ermutigung benötigen. Unabhängig vom Alter oder Fitnessniveau sind Stuhlübungen eine langfristig wirksame Möglichkeit, Gesundheit und Fitness zu erhalten. Ihr Engagement für Ihre Gesundheit zeigt, wie stark, belastbar und entschlossen Sie sind.

Ich danke Ihnen für die Vollendung dieser großartigen Arbeit. Es ist an der Zeit, das Gelernte in die Praxis umzusetzen und weiterhin das unabhängigere und gesündere Leben zu führen, das Sie verdienen.